はじめてでも
迷わない！

看護のための
ケーススタディ

編集

古橋 洋子

前 青森中央学院大学看護学部　教授

執筆（執筆順）

古橋 洋子

前 青森中央学院大学看護学部　教授

松島 正起

青森中央学院大学看護学部　准教授

秋庭 由佳

青森中央学院大学看護学部　教授

今野 葉月

埼玉医科大学短期大学看護学科　教授

舘山 光子

弘前学院大学看護学部　教授

医学書院

はじめてでも迷わない！ 看護のためのケーススタディ
発 行 2019年2月15日 第1版第1刷©
2024年2月15日 第1版第3刷
編 集 古橋洋子（ふるはしようこ）
発行者 株式会社 医学書院
代表取締役 金原 俊
〒113-8719 東京都文京区本郷1-28-23
電話 03-3817-5600(社内案内)
印刷・製本 三報社印刷

ISBN978-4-260-03820-1

序 INTRODUCTION

看護大学は，平成の30年間でその数が25倍に増加しました。また，看護大学以外にも，看護専門学校3年課程・高校専攻科(5年一貫校)・通信制学校が看護師養成校として存在しています。これらの看護師養成校では，厚生労働省・文部科学省が示している指定規則に準じ，看護基礎教育が行われています。このように看護師教育課程の背景はさまざまであり，看護研究に授業として取り組み，論文作成や発表まで時間をかけて学ぶところもあれば，研究テーマの探求や，計画書の作成などの学修範囲に留めているところもあります。限られた時間のなかで看護の膨大なカリキュラムをやり遂げなくてはならない専門学校・大学では，「研究とは何か」を知ることにその重点が置かれており，本格的な研究活動は修士・博士課程で行う，という暗黙の了解のようなものがあります。そのため，専門学校・大学では，その学校の理念やカリキュラムによって「研究」の取り扱いに差があるのが現状です。

一方で臨床では，日々の看護実践から生まれた疑問や気づきを研究としてまとめ，発表することを求められる機会が多くあります。看護の実践家として，一事例一事例かかわり続けた患者の看護ケアをデータとして活用し，根拠や知見を集積していくことは，その人個人のキャリア形成だけでなく，看護(学)の発展にもつながっていくものです。

2009(平成21)年に保健師助産師看護師法の大幅な改正があり，卒後の臨床研修が努力義務化されました(第28条の2)。看護師は専門職としての継続的な自己研鑽が求められるようになったのです。「自己研鑽」とは，専門職としてのキャリアを積み成長し続けることであり，ここには「研究すること」も含まれています。めざすキャリア(管理者・認定看護師・研究者など)に合わせて目標は大きく変化していきますが，目標に到達するには，いずれも研究というステップを踏むことが必要です。

そうした「研究」に取り組むための基礎づくりとして，また，看護観の芽が育つことを期待して，現在多くの教育施設で取り入れられている「ケーススタディ」に着目し，その目的や手法，まとめ方を解説するものとしてこの本は生まれました。

執筆にあたっては，看護学生がケーススタディに取り組む際に活用しやすいように，臨地実習を題材とし，そこで集めたデータをもとにした書き方，進め方の実例をできるだけ具体的に示す形としました。さらに，卒後の臨床看護研究，また，専門・認定看護師の資格習得や，大学院への進学をめざす看護師が行う研究にもつながるよう，やや発展的と思われる考え方や言葉についても，解説を加えています。

序 INTRODUCTION

本書は，大きく３つの章から構成されています。

第１章「ケーススタディについて知ろう」は，ケーススタディとは何のために行うものなのか，取りかかりとして何から手をつければよいのか，が理解できるようにまとめています。加えて，ケーススタディの他にもあるさまざまな「研究」についても紹介しています。

第２章「ケーススタディの進め方」は，タイトルのとおり，ケーススタディの進め方を中心に説明しています。みなさんが一番悩む，文献の読み方や，スケールなどさまざまなツールを活用したテーマの絞りこみ，計画書の書き方，レポート(論文)のまとめ方，さらには発表の仕方まで，順を追って進められるように構成しています。この章は，本書で一番のボリュームを持たせました。

第３章「ケーススタディの実際」では，使用するデータ(記録)や資料別に，４種類の実践例を紹介しています。①実習中毎日書く経過記録(フローシート)からの分析，②患者との会話・やりとりからのプロセスレコード分析，③患者指導方法，④文献研究，の４つの例を取り上げて，それぞれに適したテーマ，ケーススタディのまとめ方を，書き方の例やポイントを挙げて解説しています。

臨地実習で記録した内容や，臨床で気になったこと・悩んだことを研究的にまとめていくにはどうすればよいか，その第一歩ともいえる内容をこの１冊にまとめました。本書を読むことで，少しでもケーススタディに対するハードルが低くなったならば，大変うれしく思います。本書が，ケーススタディにはじめて取り組む看護学生，また，卒後はじめて研究に取り組む看護師のみなさんの一助となることを，心より願っています。

最後になりましたが，構想段階から，医学書院の近江友香さん，北原拓也さんからたくさんの提案やご助言をいただき，こうして書籍を完成させることができました。心から感謝いたします。

2019年１月

編集　古橋 洋子

目次 CONTENTS

目次 CONTENTS

装丁・本文デザイン　hotz design inc.

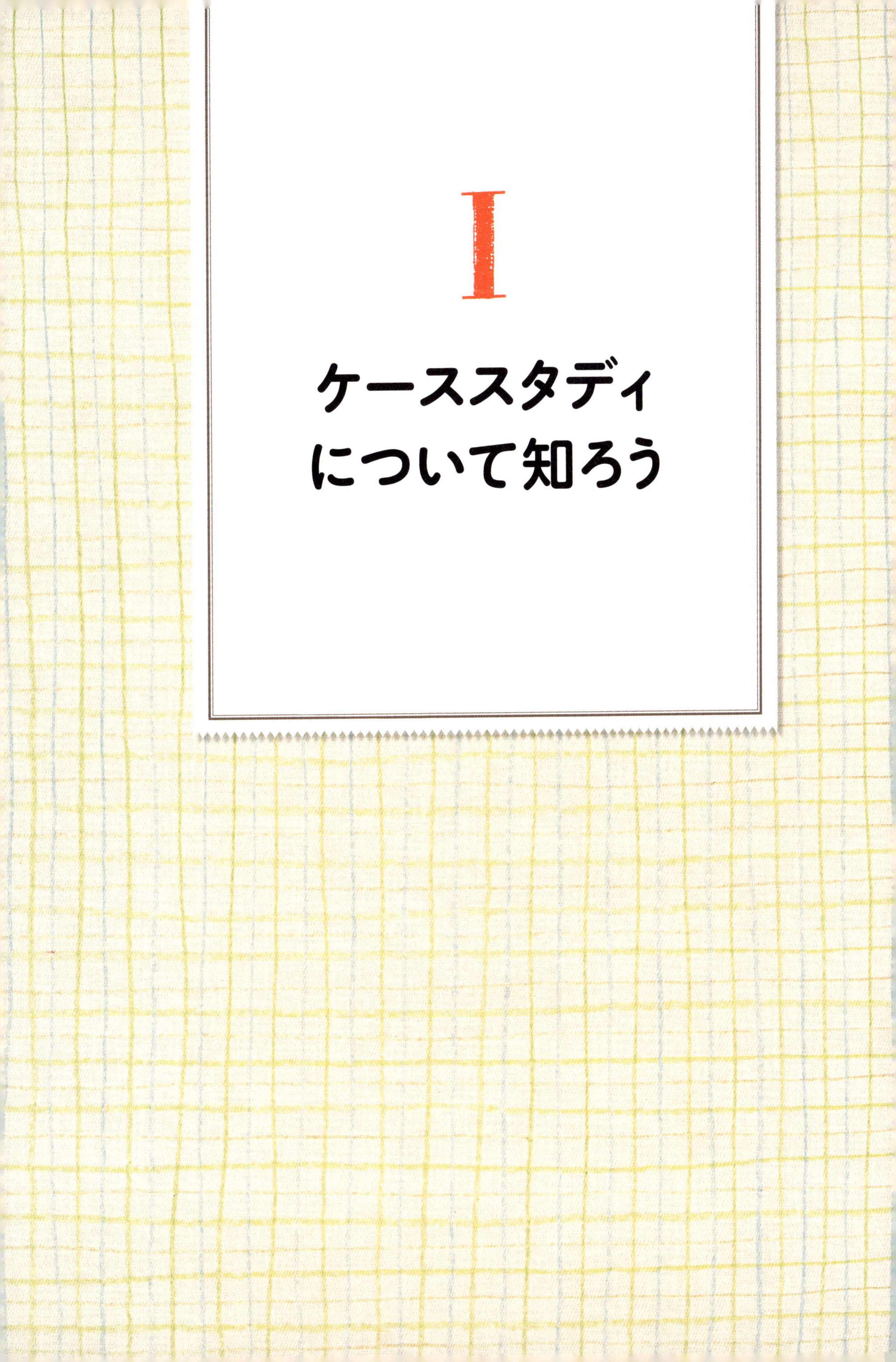

I

ケーススタディについて知ろう

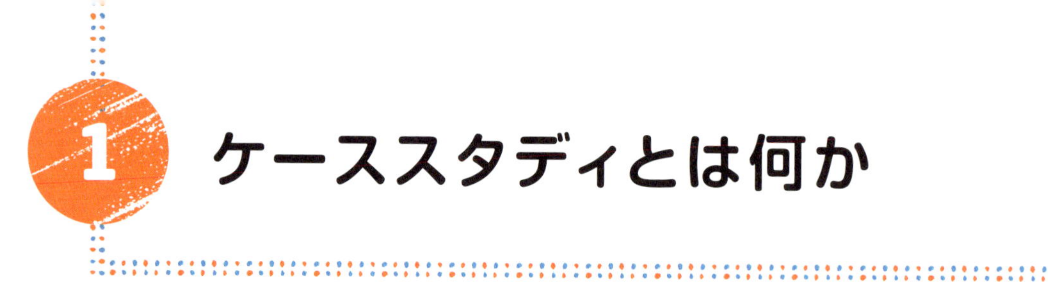

1 ケーススタディとは何か

1. ケーススタディってどんなもの？

看護におけるケーススタディ(case study，事例研究)は，ある事例でのケア内容や患者とのかかわりを整理・分析して，ケアの側面，または患者との相互関係などを追究していく研究方法です。個別的な事例を題材として，そこから一般化ができる事象，また，ほかの患者にも適用することのできる援助や理論を導き出すことをめざしていく手法です。似たような用語に「事例(症例)検討」がありますが，これはある患者の事例を取り上げ，病理，X線画像や心電図などのさまざまな検査データを集めて整理し，その患者個人にとってよりよい治療方針・ケア方針を検討していくことを指しています。

さて，ここで述べるケース(case，事例)とは，具体的にはどういったものでしょうか。看護師は，入院患者の変化を24時間観察し，次の勤務者である看護師にその内容を申し送り(“引継ぎ”ともいわれます)していきます。それは，昨晩患者が急変したことであったり，肺がんで入院中の患者がタバコを吸っていることであったり，あるいは新たな治療が開始されたことであったり，とさまざまですが，その申し送りされている内容すべてが「ケース」となります。

このように，ケースとは患者に起こっていることすべてを指すものだといえます。そこからケーススタディを行うといっても，どこを選択したらよいか，なかなか焦点が絞り切れません。学生がケーススタディに取り組む場合の現実的な方法として，臨地実習で受け持った患者とのかかわりのうち，もっとも印象に残ったり，疑問を持った場面・事象を選択することになります。

2. さまざまなタイプの「研究」

看護専門学校や看護大学で「研究」と一般にいわれているものには，「ケーススタディ(事例研究)」のほかに「卒業研究」「看護研究」など，さまざまなものが存在します。「ケースレポート」と呼ばれるものもあります。一口に「看護研究」といっても，学校の教育方針によってどれを行うかは異なります。用語の使い方にも多少の違いがありますが，ここでは科目名として使用されていることが多いものを取り上げて解説します。

a ケーススタディ（事例研究）

臨地実習で受け持った患者のある経過（事例）を取り上げ，患者の状態に合わせてどのようなケアを行ったか，どのようなかかわりがあったか，など，実習期間中の経過をまとめ，そこから得られた看護の学びをまとめていくものです。

さらには，臨地実習の中で疑問に思ったことや，困ったこと，悩んだこと，工夫したことなどを通して患者のケアの方法を学び，その学びを先行研究と比較したり，関連付けていくことで，より普遍的な内容，一般的な理論や体系を見出すことをめざしていきます。

b 卒業研究

学校を卒業するまでに，自己の研究課題を立て，それに沿って調査や実践を行い，論文としてまとめていくことをいいます。「卒業研究」の科目名を使用していても，実際には「ケーススタディ（事例研究）」を指していることもあります。

一般的な「卒業研究」は，最高学年の卒業時点までに実施し，そこから導きだされる自己の考えを論文の形にまとめていきます。取り組む研究課題は学校の授業を通して見つけていくことが多いため，自分がこれまで興味・関心があったこと，疑問を持ったことを心に留めておき，関連する文献を探して読み込んでおくことが重要です。

c 看護研究

看護研究と表現する場合は，看護領域での「研究」の総称として用いる場合が多いのですが，ここでは看護専門学校や看護大学で「研究」という言葉に関連させて使用しているときに限定して説明します。

学生が行う看護研究は，3年，4年とさまざまな授業・臨地実習を通して学んだことを論理的に1つの論文としてまとめてみるといった，研究の考え方や流れを学ぶことに焦点を当てています。たとえば，看護の考え方をさまざまな文献を通して考えてみる，また，受け持った事例を通して看護ケアの方法を追求する，などです。前述の「ケーススタディ（事例研究）」「卒業研究」も含めて「看護研究」という科目名を用いていることもあるので，それぞれの学校のカリキュラムを確認してください。提示している目的が何かによって，どの内容を指しているのかは異なります。

d ケースレポート

医師が自分の受け持ち患者について，データ（たとえばX線画像・心電図・血液データなど）をもとに，朝夕のカンファレンスで治療方針を検討し，実践につなげていくことを総称して「ケースレポート」と呼んでいます。「事例（症例）検討」とほぼ同義の言葉ですが，医学領域では「ケースレポート」が使用されることが多いようです。

日々のケースレポートを複数あるいは単独でまとめて，学会や論文に発表することもあります。

朝のミーティングなどで看護師が行う１人ひとりの患者についての報告も，すべてこのケースレポートに含まれます。

3. ケーススタディを行う意義

私たち看護師は，新しいケアの方法や医療技術が発表されると同時にそれを勉強し，これまでのケアの方法を見直して，よりよい形で患者にケアを提供することが求められています。そのためには常に新しい情報を収集し，たくさんのデータをまとめて，ケアが成果に結びついているかを検証していくことが必要です。それを繰り返すことで，「普遍的な技術・理論」が確立していきます。ケーススタディは，この収集と検証の役割を担う研究であるといえます。

これまでもたくさんの研究が行われ，その成果が実際の看護の現場で生かされて現在に至っています。その現実を知らず，過去の研究と同じような内容に取り組んでも，研究としては成り立ちません。自分が行った援助としては初めてであったとしても，すでに一般的に行われている援助であり，自分だけが知らなかったことかもしれません。

たとえば，ベッド上で洗髪をしなければならない患者に，場所や時間の希望(ベッド上，洗面所，入浴時)を聞き，どの方法をとったら患者が苦痛なくすっきりさわやかな気分になれるか，そのための方法を考えます。それには，患者がどこまで動けるか，どのような体位になると苦痛を伴うものか，洗髪を行う前に先行研究(文献)を読んで十分吟味しなければなりません。このようなケースであれば，おそらく学内の看護基礎技術で学んだこと(これもまた，先人の研究活動の成果から導かれ一般化された技術・理論です)が適応できると思いますが，受け持ち患者の置かれた状況や疾患の状態によっては，最新の研究成果を探索し検証することが求められることもあるでしょう。

受け持ち患者に実施するケアが効果的であるのか，新たなケアの方法が開発されていないかを先行研究から探索し，新しいケアがあれば，それを目の前の患者に適用できるのか，成果が上がるのか，看護師はその内容を吟味し検証する必要があります。さらには，ある患者に行って成果が出たケアについて，相対する人が異なっても成果が出るのか，また，成果に結びつくためにはどのような工夫が必要かを明らかにすることも看護の発展において重要です。各領域で学んだ一般的なケアや技術を，患者に合わせた個別的な方法へと工夫することも，看護師の専門性といえるものです。

このように，ケーススタディは臨床で日々患者と接している看護師だからこそできる研究手法の１つです。そして，ケーススタディを行って得られた成果は，自分１人の元に留めず，他の看護師にも使えるように論文としてまとめ，発表することが期待されているのです。

Tips

データってどんなもの?

「研究するにはデータ(data)が必要だ」と話すと，学生から「データって何ですか?」と，質問を受けることがあります。それは，患者の状態を文字や図，記号，数値などで表したもので，変化や正常・異常を可視化するためのものです。たとえば，バイタルサインや血液検査の数値，X 線画像などが含まれます。

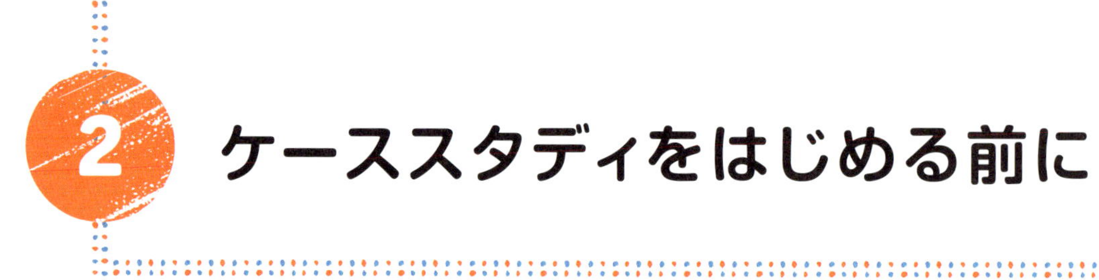

2 ケーススタディをはじめる前に

1. テーマの種は臨床にあり

ケーススタディは，臨床でこそ生きる研究手法であると紹介しました。臨床，すなわち臨地実習の場である病院は，ケーススタディのテーマの宝庫といっても過言ではありません。

たとえば，患者は個々に違う態度や話し方をしています。そこで「この患者さんは，学生に話すときと看護師に話すときとで態度が違う，なぜだろうか？　学生には面倒くさそうに話している。私がモタモタ話しているからだろうか？　どのような声かけをしたらよいのだろう……」などと，患者とのかかわりから浮かんだ疑問をテーマとするのもよい方法です。

また，病院では日々，患者の入退院があり，その時々でさまざまな人間模様が繰り広げられています。臨床でしばしば生じるコミュニケーション不足からのトラブル（説明不足や認識の食い違いなど）の要因を分析し，それを未然に防ぐ対応を考えることも，ケーススタディのテーマとすることができます。たとえば，次のような場面も，ケーススタディのテーマの“種”となり得ます。

○月×日朝のできごと

- **内容**：今日退院する患者と，受け持ち看護師とのやりとり
- **起こったこと**：

受け持ち看護師は患者に「10 時には会計ができますが，事務担当者が直接会計方法を説明しますので，それまで待っていただけますか?」という応対をした。患者は，（10 時には病室に事務の人がきて説明してくれるので，ここで待っていればよいのだろう）と解釈し，病室で待っていた。しかし，待てど暮らせど事務の人も受け持ち看護師も病室には来てくれない。もう 11 時になろうとしている。早く家に帰りたいのに……と，イライラしている。

患者はナースステーションに行き，受け持ち看護師を探したものの，そこにはいなかった。受け持ち看護師は，他の入院の患者の準備にてんてこ舞いの状態であった。ステー

ションにいる医療クラークに事情を話すと，クラークは電話で事務担当者に確認を取り「直接会計窓口にお越しください」と伝えた。それを聞いた患者は怒りを爆発させ「最初からそういってくれればよいのに……!」と，クラークにあたり散らしている。

患者は何度も入退院をしているわけではなく，退院時の具体的な手順を知らないことが考えられます。一方，患者の気持ちを推し測ると，退院を待ち望み，少しでも早く家に帰りたい，という思いがあるように思われます。

受け持ち看護師はどのような態度でどんな説明を心がけるとよかったのでしょうか。たとえば，次のような説明をすると，患者の言動は変わっていたかもしれません。

「10時には会計の準備ができます。1階の14番窓口が会計の窓口ですので，そこでお支払いください。会計についてご不明な点は直接会計担当の方に質問してください。会計が終わりましたら，もう一度病棟に戻り，看護師に会計が終了したことを伝えてください。その後，病室に忘れ物がないかを看護師と一緒に確認して，退院ということにしたいと思います」

退院までの手順や注意事項を確認しながら説明していくと，患者の気持ちを大切にしたかかわりとなるのではないかと思います。このように臨床で直面した患者の言動の要因を分析し，看護師の取るべき態度・対応について考察することも，研究テーマとなるのです。

臨床の場で「おや？」と感じた瞬間，心に残ったことを逃さずに拾い集めること，その観察力と感性が非常に重要で，卒後，研究を行う際の「ヒラメキ」にも通じる部分です。観察力や感性は本を読んで習得できるものではなく，普段の生活や臨地実習の場で人とかかわり，頭の中で想像をしていく経験の中で養われていく研究的姿勢(態度)だといえます。

2. 患者の個別性に着目したケーススタディ

世界に2人として同じ患者はいません。患者は種々の背景を持ち，その個性も100人100様です。同じ疾患の患者であっても，主たる疾患のほかに合併症を持っていたり，生活環境や生活習慣が異なっていたりと，その人その人によって患者の姿はまったく異なります。

学校ではさまざまな技術の基本を学びますが，学んだ技術はどれも，そのままどの患者にも使えるということはありません。また，1つひとつの疾患・看護ケアを理解し実践しても，その患者に合ったケア内容やかかわりでなければ，最適・最善の看護を提供できたことにはなりません。患者1人ひとりの個別性に合わせて看護ケアを工夫し，援助することが必要です。

このように，個々の患者に合わせて工夫，検討したケアの内容，どの部分に個別性があるのか，に着目してまとめることも，学生の行うケーススタディとしてとても大切な視点です。

3. 取り組む領域を選べる場合，選べない場合

ケーススタディを行う学生自身が研究テーマや目的を決め，そこから対象となる患者や領域を選ぶことができるとよいのですが，それぞれの学校のカリキュラムによって，研究に取り組む期間や選択できる方法はまちまちです(**表1-1**)。

研究の時期や場所が指定されていても，そこで取り組むことのできる事例に対して自分がまったく興味を持てなければ，よい成果は得られません。特に，期間が実習中と決められている場合，あまり自由がきかないことも考えられます。それでも，できる限り興味ある事例に取り組むことのできる領域を選択しましょう。

a 研究を行う期間が臨地実習ローテーションの中で決められている場合

臨地実習のローテーションの中でケーススタディを行わなくてはならない場合，実習期間中に行うことにひとつの目的があるわけですから，どこかの実習場所を決めて，期間内に実施するしかありません。選択できるテーマの幅も限られています。そのような場合も，できる限り興味・関心のある領域を選び，実習開始前に教員に伝えておきましょう。

表1-1 実習期間でケーススタディを行う場合の考え方

選択する方法の例	考え方と特徴
実習ローテーション内で行う	・患者選択の自由がきかない ・受け持ち患者の中からできるだけケア内容が多い患者を選ぶこと
担当教員から選択する	・教員の研究分野や研究テーマを事前に調べることができる ・自分の取り組みたいテーマと一致するかどうかで決めることができる ・テーマを選んだ根拠を説明できるように準備する ・人気の教員には希望が殺到するので，準備は万全にする必要がある
学生が希望する領域で行う	・領域を選択できる場合は各領域の着眼点を参考にするとまとめやすい

実習期間が長い実習場でケーススタディを行う場合は，受け持つことのできる患者はさまざまで，ケアの工夫も比較的多様に行えます。取り組みたいテーマを念頭におき，たとえば「教育入院が予定されている患者を受け持ちたい」「リハビリテーションを中心に行う患者を受け持ちたい」というように申し出てみることをおすすめします。しかし，それでも希望どおりにはなかなかいきませんので，そのような場合は受け持ち患者をよく観察するとよいでしょう。ケア内容やかかわりの中に，何か特徴があったりします。たとえば，同室の患者と会話がない，なぜ話をしないのだろう？　と，不思議に思ったら，そこを手がかりとして，考察を深めてみましょう。

b 研究指導の担当教員を選ぶことができる場合

この場合は，教員のこれまで行ってきた研究内容や得意とする分野(教員が所属している基礎看護学・成人看護学・精神看護学などの領域)を，学校のホームページや研究者情報から事前に調べることができます。領域・分野という大きな枠組みだけでなく，その中で主に取り組んでいる研究がどんな内容かについても調べておくとよいでしょう。たとえば，母子関係・高齢者ケア・心理療法・看護技術など，自分が取り組みたいテーマと合致した研究を行っている教員に指導担当となってもらい，ケーススタディに取り組むことになります。

しかし，人気の教員に学生が集中してしまい，必ずしも希望の教員に指導を担当してもらえない場合も出てきます。取り組みたいテーマをいくつか絞ったら，教員の研究テーマと見比べて優先順位を決め，希望の教員を選んでみましょう。

申請を行う際には，自分が取り組みたいテーマやその動機をしっかりと計画書(Ⅱ-3，p.34参照)に書いて提出する必要があります。○○を研究したいので先生を選んだ，という根拠がわかると，希望に合った教員に担当してもらえる可能性が高くなります。

c 研究の授業開始時に希望する領域を選択する場合

「研究」の授業の中でケーススタディを実施する場合は，授業開始時に希望する領域をある程度自由に選ぶことができます。たとえば，小児の親子関係に興味があるので小児科学領域を選ぶ，また，心の病を中心に研究してみたいと思う場合は精神科学領域を選ぶなど，取り組みたいテーマによって領域を選択することになります。

このような場合は，テーマに必要なデータを収集する期間(多くは該当の領域の実習期間)や文献を読むのに充てられる時間，論文を作成するための時間などを考慮して領域を選ぶ必要があります。データは取れたが文献を読む時間が足りない，といったことに陥らないように，論文の提出期日や研究発表の時期などの学内で決められたスケジュールを押さえたうえで取り組むテーマを決めるようにしましょう。

表1-2 各領域のテーマの例とその着眼点

領域	テーマの例	着眼点
基礎看護学	患者・看護師間の共感的態度	患者・看護師関係は相互の関係から成り立ち，お互いに影響を与えあいながら成り立っていく。その関係はどのように維持されていくのか実際の関係から分析する。
	患者の言動から不安の要因を探る	患者の言動には，その態度や表情，言語とさまざまな要因がある。それを話す速度や座る位置関係，沈黙など，要因の1つに焦点を絞りながら，不安の要因があってそうなるのかなどの原因を探る。
	患者から拒否された看護者の態度分析	患者によっては「学生はもう来なくていい」と，突然拒否したりする。学生は，なぜなのか，自分の態度のどこに原因があったのだろうと考えるだろう。これを分析すると自分自身の分析になり，学生らしくてよい研究になる場合がある。
	看護におけるタッチング	患者は看護師にいつも側にいて欲しいなどと心理的不安を訴えるものである。その不安をタッチングで解消できたりもする。その効果を利用して，実際に患者と接してみる。
成人看護学	糖尿病患者指導の実際	糖尿病は慢性疾患の代表的なもの。患者も多く入院してくるので事例として受け持つチャンスが多い。食事指導の方法としてパンフレットなどを作成した過程，またはどうしても守れない原因の探求を会話や態度から分析する。
	乳がんの術前・術後の看護	乳がんは，女性としては最もショックで心理的葛藤が強い疾患の1つである。手術を受容するまでの過程の分析，術後の不安とジレンマとの闘い，その中でのリハビリ施行時の苦悩などをテーマとする。
	術後の疼痛を訴える患者の看護	術後の疼痛はどの患者にも共通なものであると同時に，患者によって個別性が強くなるものでもある。その疼痛緩和方法の具体的援助過程を考える。
老年看護学	意欲がない患者の看護	毎日何をする意欲も表現しない高齢者が多い。その場合には，毎日に変化をつけ意欲を向上させるためのケア，日常生活の満足度の調査など，高齢者の意欲を湧き立たせるための工夫など。
	寝たきりの患者の看護	高齢者看護は寝たきりになっている場合が多い。その場合には，体力維持や筋力アップのためのリハビリ，気分転換のための工夫，生きがいを持たせる工夫など，テーマとなるものはいろいろある。
在宅看護学	在宅患者の看護	・在宅の場合，その患者を通しての家族との触れ合い，家族への援助方法の指導(排泄，食事指導，清拭の方法など)，ADLへの自立訓練方法などを参考にするとよい。 ・受け持った患者が福祉サービスを受けるための指導方法や資源活用の実態などを調べる。
	介護負担の調査	家族の介護負担は大変大きいものがある。その介護負担は家族により違いがみられる。その具体的な事例を細かく調べる。

（つづく）

(表 1-2 つづき)

領域	テーマの例	着眼点
精神看護学	統合失調症の患者の看護	統合失調症の場合は，その人なりの症状の違いがでる。患者の動作を細かく観察しながら，自分と患者のかかわりからプロセスレコードなどで事例を1つひとつ分析していくとよい。
	双極性障害患者の看護	精神科の患者を受け持つとさまざまなトラブルが発生することがある。その場合には，どうしてこのような行き違いが発生したか，時間を追って分析をして整理してみるとよい。
小児看護学	長期入院の学童の学習の遅れ	小児の場合には，学校を休んだりすることに関連する問題が多い。この場合には，学習の形態を工夫してさまざまな方法を検討してみるとよい。
	採血場面の工夫	小児の場合には，採血に一番抵抗を示す。子どもの嫌がる治療に対する具体的な方法を検討してみるとよい。
	小児病棟におけるプレイルームの活用	小児は入院しても遊びが必要である。そのために，いろいろな患者に合う遊びの工夫を考える。
母性看護学	つわりの強い患者の看護	つわりには個人差が見られるが，つわりの強弱に性格の関連性はないかをみてみる。
	若年妊娠の母性意識の変化	妊娠の母性意識変化の観察や，精神安静保持の工夫のようなテーマが立てられる。
	高齢出産のセルフケア獲得の援助	母性の場合は，患者が自立していけるように援助する。しかし，患者によっては自分自身のことで精一杯であったり，子どもが生まれてきたとき自分はどうなるのかなど，患者の自立が必ず必要となる。そのためにもセルフケアに焦点を絞り看護を進めるとよい。

古橋洋子：ケーススタディ(事例研究)便利帖．クリニカルスタディ 19(6)：594-610，1998．をもとに作成

4. それぞれの領域で見つけやすいテーマ

それぞれの領域で，比較的学生が取り組みやすいテーマの例と着眼点を**表 1-2** にまとめました。自分のテーマを探す際の参考にしてください。

文献

- ドナ・ディアー/小島通代，他(訳)：看護研究──ケアの場で行うための方法論．日本看護協会出版会，1984.
- 古橋洋子：ケーススタディ(事例研究)便利帖．クリニカルスタディ 19(6)：594-610，1998.
- 古橋洋子：基本がわかる 看護研究ビギナーズNOTE．学研メディカル秀潤社，2011.
- 古橋洋子(監修)：すぐに役立つ実践スタンダードケアプラン──電子カルテ対応！ 症状別看護パス．学研メディカル秀潤社，2013.
- 古橋洋子(編)：看護教員ハンドブック．医学書院，2013.
- 古橋洋子(編)：看護師長ハンドブック．医学書院，2017.
- 古橋洋子(編)：はじめて学ぶ看護過程．医学書院，2017.
- 川口孝泰：看護研究ガイドマップ．医学書院，2002.

・小笠原知枝，他(編)：これからの看護研究——基礎と応用 第3版．ヌーヴェルヒロカワ，2012.
・D. F. ポーリット，他/近藤潤子(監訳)：看護研究——原理と方法 第2版．医学書院，2010.
・坂下玲子，他：(系統看護学講座 別巻)看護研究．医学書院，2016.
・戈木クレイグヒル滋子：グラウンデッド・セオリー・アプローチ——理論を生み出すまで 改訂版．新曜社，2016.
・戈木クレイグヒル滋子：質的研究方法ゼミナール——グラウンデッド・セオリー・アプローチを学ぶ 第2版．医学書院，2013.
・上野栄一：看護研究コンパクトガイド．医学書院，2002.
・山本則子，他：特集　事例研究をどううみだすか——事例がもたらす知の可能性．看護研究 50(5)：405-475，医学書院，2017.

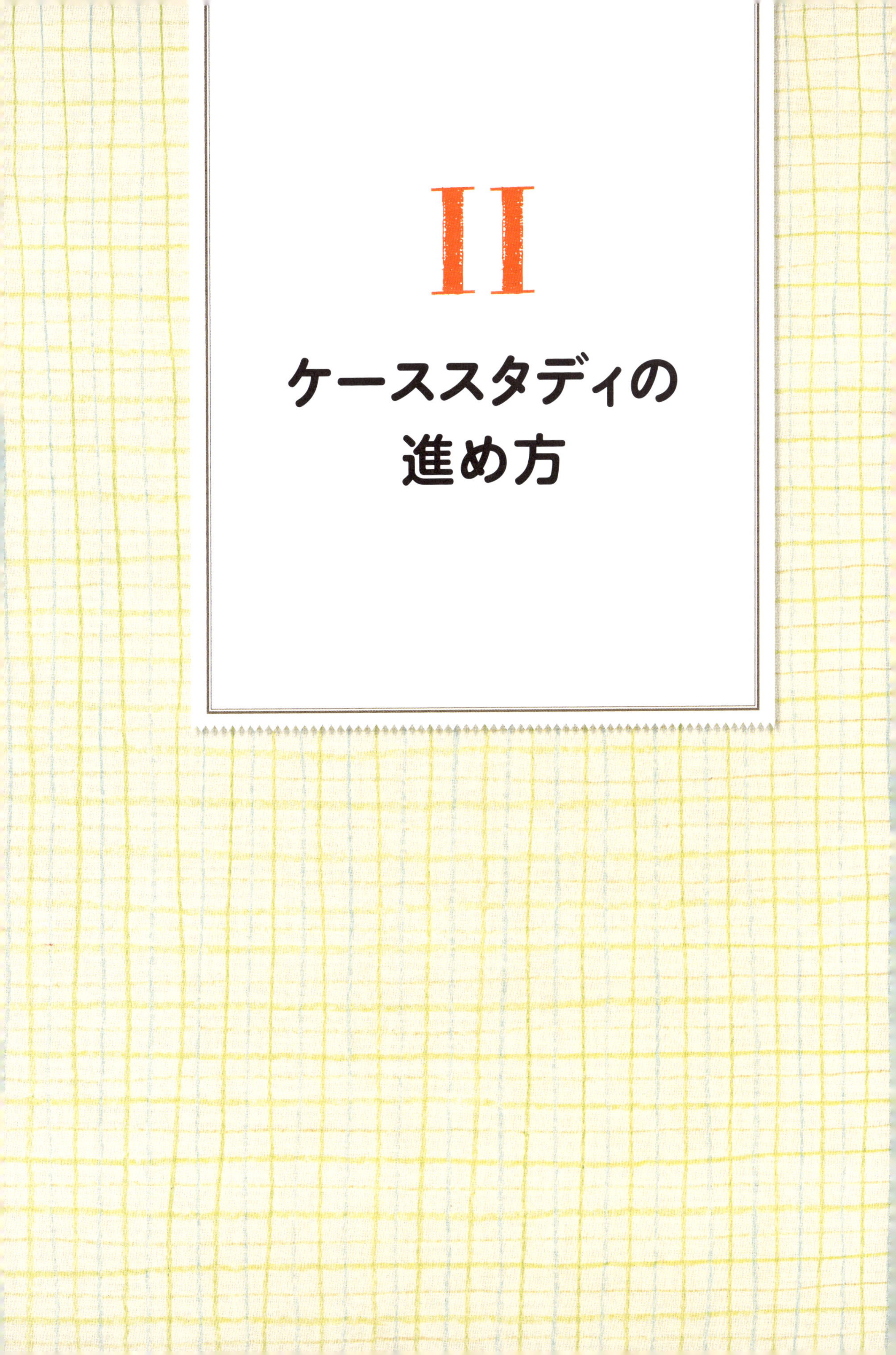

II

ケーススタディの進め方

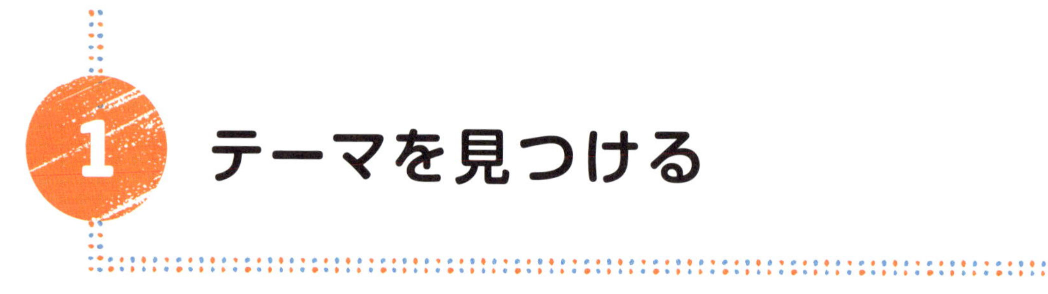

1 テーマを見つける

1. 事例の整理からテーマを見つける

臨地実習で書いた記録は，研究のテーマを見つけることができる宝の山です。これから，テーマを見つける代表的な方法を５つ説明していきます。

a 実習記録を振り返る

臨地実習では，たくさんの記録用紙を使用します。みなさんからすればどうしてこんなに書かせるのか，と疑問に思うだろうと思います。卒後，臨床においても，施設内の決められた様式で看護記録を作成することになるため，実習で記録の書き方，まとめ方を学ぶ，という側面があります。それに加えて，教員や実習指導者が，記録に書かれた内容からみなさんの頭の中の考え(思考のプロセス)を読み取ろうとして，記録が細かく書けるよう記録用紙にさまざまな項目を設けています。

学校によって，記録様式の種類や名称，表記方法・項目などにも微妙な違いがあります。具体的には，情報収集用紙，アセスメント用紙(関連図)，問題点用紙，プラン(看護計画書)，毎日の経過記録(SOAP 用紙)，フローシート，パンフレットなど……。

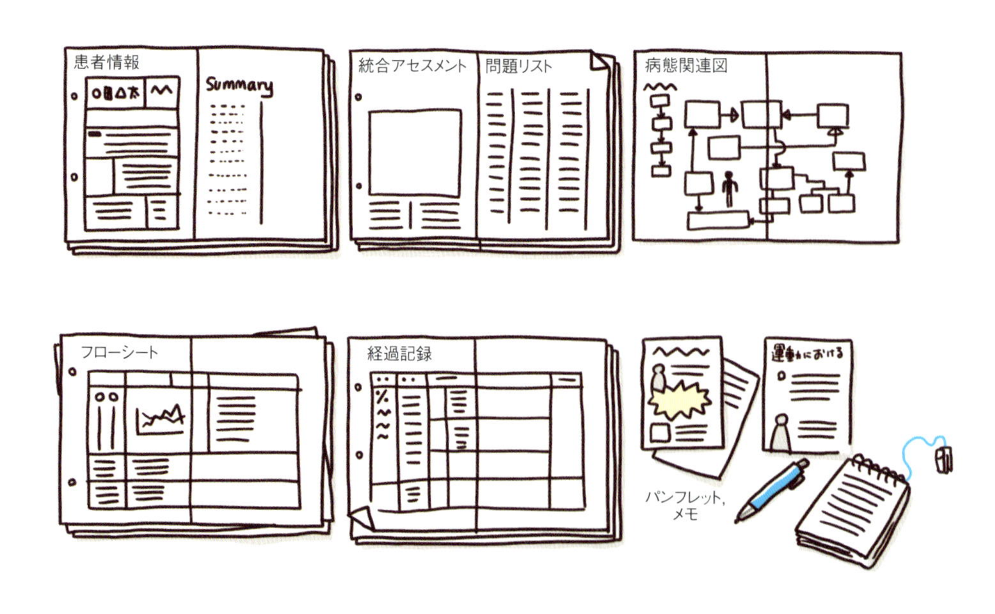

ここに挙げただけでもたくさんの記録用紙があります。

これらの実習記録を振り返り，その中で疑問を感じた点，気になった点に着目し，そこからケーススタディのテーマを見つけるというのが１つの方法です。

Tips

情報収集用紙

「情報収集」「基礎情報」「1号用紙」など，さまざまな名称がありますが，最初に受け持ち患者に会ったときに，その患者の様子を観察したまま記載する用紙のことです。S(主観的)データ，O(客観的)データに分けて記載する形式が多いのですが，ここで書かれた情報・データは，実習終了時の内容と比較するために必要となります。この記録が不足していると，ケーススタディをまとめる際に考察が十分に行えなくなることがあります。実習が終わってから初日に戻ることは不可能ですので，できる限り細かく，ていねいに記録を取っておきましょう。

b 観察に用いられるさまざまなツール

受け持ち患者が片麻痺であったり，術直後であったり，言語障害があったり，腹水が溜まっていたり，皮膚の乾燥が著明であったり，と，受け持ち最初の患者の状態はそれぞれに異なります。実習期間中，学生はそうした患者の状態を少しでも回復に向かわせることを目指してかかわります。ケアを通して，日常生活動作が自宅にいる状態に近い程度まで回復したらすばらしいことです。そこまでは難しくとも，行った援助によって患者がどのように変化したか，その過程を観察し記録していく際に，ツールや指標を用いると経過がとらえやすくなり，効果的です。また，実習期間中に行ったケアや思い悩んだことを整理していくうえでも，何かの視点を持つことでポイントが絞りやすくなります。そのためのヒントとなる代表的なツール(観察スケール)をいくつか紹介しますので，参考にしてください(**表 2-1**)。

2. 実習中の会話・かかわりを振り返る

a 患者との会話・かかわりの場面を振り返る

2〜3週間の臨地実習の中からケーススタディのテーマを決めよう，と意気込んで臨んだものの，まったく何のヒントも浮かばない，ということも起こり得ます。そのときは臨地実習で書いたたくさんの記録用紙を読み返し，自分の書いた記録の内容を手掛かりに，実習の期間に起きたさまざまなことを思い出してみましょう。患者とのちょっとしたやり取りや，実習の中での体験，不意に浮かんだ疑問や違和感など，テーマの種は思わぬところで見つかる可能性があります。実習期間には，さまざまな

表2-1 観察に用いられるさまざまなスケール

痛みのスケール		フェイススケール(顔のマークで患者の痛みを主観的に測定する)など				
日常生活動作(ADL)		移動動作，ベッドから車いす，車いすからベッドへの移動など				
徒手筋力検査(MMT)		関節可動域・患者の上下肢の動きなど				
褥瘡		ブレーデンスケール，DESIGN-R など				
認知症		長谷川式認知症スケール，JCS(Japan Coma Scale)：3-3-9 度方式，GCS(Glasgow Coma Scale)など				
握力*		20～29 歳平均 (男性)46.8 kg (女性)28.5 kg 70～74 歳平均 (男性)37.2 kg (女性)23.6 kg				
色見本	尿色	1	2	3	4	5
	血尿	−	+	++	+++	++++
	混濁	− 尿	+ 尿	++ 尿	+++ 尿	++++
	血性排液	A：血性	B：淡血性	C：淡黄血性	D：黄色	E：淡黄色
	異常排液	A：乳び色	B：濃黄色	C：茶色	D：濃緑色	E：褐色
	痰の色	A：白	B：黄色	C：緑	D：淡血	E：淡茶
	便の色	A：黄土色	B：茶色	C：鮮血便	D：黒色	E：灰白色
	吐物の色	A：透明	B：黄色	C：緑色	D：茶色	E：黒
	黄疸	−：なし	+：軽度	++：強い		

＊握力の平均値(kg)は文部科学省調査(2016)の指標を示した。
色見本…古橋洋子(監修)：すぐに役立つ実践スタンダードケアプラン，p3，色見本．学研メディカル秀潤社，2013 より転載

データを集めることはもちろん，こまめにメモを取っておくことをおすすめします。

実習中にまとめた記録物や自分の作成した資料をみて，心に残ったさまざまなこと(たとえば，患者から「ありがとう」と感謝されたこと，邪魔者扱いされたこと，指導者から注意されたこと，コミュニケーションがうまく取れなかったことなど)が思い浮かぶことでしょう。これらの中で一番悩んだことや，患者の変化を感じられたことがテーマの候補になると思います。候補になりそうな出来事を見つけたら，その内容に着目して実習初日から最終日までを振り返り，記録を整理してみると，これからまとめようとしているテーマがより明確になります。

学生のみなさんは，患者に何らかの成果が出ないとケーススタディのテーマにはならないと思っていることが多いようです。確かに，成果が出たことは考察もしやすく，まとめやすいものです。しかし，学生時代は失敗したり，叱られたり，ときには怒鳴られたりもして落ち込み，悩み，その原因を探り，結果を反省する中で，自己の気づ

きがあったりします。自分の心に浮かんだ1つひとつの反省点や，失敗だと思ったことが，大切なテーマの要素になります。それを元手にして，心理的な要素の分析をすることができますので，思うような成果が出なかったことも大切にしましょう。

b 沈黙も重要なデータの1つ

実習開始時，受け持ち患者に挨拶に行ったものの，患者は「あ，そう……」などとそっけない様子で「どうしよう，会話が続かない……」と，悩んだ経験があるとします。そのような場合，プロセスレコード(Ⅲ-2，p.70参照)で記録をまとめていくとよいでしょう。患者とのかかわりの一場面を切り取り，そこでの数分間の患者との会話を細かく(自分の気持ちの変化を含めて)書いていきます。

また，患者とのかかわりに限らず，学生同士の話し合いやカンファレンスなどで，議論についていけず，一歩タイミングが外れてしまい発言チャンスを逃してしまい，黙ってしまうことがあるとします。どうして，タイミングが取れないのだろうと思ったことを，プロセスレコードにまとめて，原因を考えてみるというのも，ケーススタディのテーマになり得ます。

c メモの取り方・まとめ方

病棟で観察したこと，患者とのやりとりなど，日ごろからこまめにメモを取っておくと，記憶にも残り，ケーススタディを進めるときに役立ちます。ちょっとした内容でも，そのメモを頼りに疑問を持ったこと，気になった場面を思い浮かべることができます。メモには日時を付記し，印象に残ったこと，疑問に残ったこと，患者から急に質問を受けたことなど，なんでも書いておきます。記入の方法はだらだらと長文で書かず，箇条書きとしましょう。後で思い浮かべられれば十分です。ただし，メモといってもバラバラの紙ではなく，ノートのように閉じられているものを準備しておくと書きやすく，まとめやすくなります。ベッドサイドなどにも持ち運びしやすい小さめのものがよいでしょう。筆者は，B6サイズのノートを常にバッグに入れて持ち歩き，何かヒントが浮かんだりするとき，すぐ書き留めておく習慣があります。電車の中は「雑踏の中の孤独」であり，集中して考えることのできる時間です。喫茶店などで，音楽を聞きながら集中するひとときを持つこともあります。

また，患者や家族と対話をした後は，ぜひその内容を思い返してメモに残しておいてください。対話のちょっとした食い違いなどから，患者や家族が不安を抱いたり，医療者への印象が悪くなったりすることもあります。そのきっかけが何だったのか，会話の内容や表情のメモを読み返すことで気づくこともあります。

臨地実習中に取ったメモから，ケーススタディのテーマが見つかることもあります。

受け持ち患者に挨拶に行ったが，挨拶をしてくださらなかった，どうしたのだろう，と学生が疑問に思うことがあったとします。「挨拶時，元気がなさそう」「具合が悪かった？」「表情が暗い」などと残したメモを見返して，学生はもう一度患者に会いに行き「さきほど元気がなさそうだったので，気になりました」「何か心配事があるのですか？」などと話しかけてみました。すると，患者は「心配してくれてありがとう。とてもうれしいよ」と返してくださいました。

学生のそのようなちょっとした態度や声かけは患者にとって大変うれしいものです。こんな経験をしたら，それをテーマ(ヒント)に考えてみてはどうでしょうか？患者のどのようなところが気になったのか，たとえば，表情に着目すると，表情の観察の研究につながるかもしれません。どんなところが，どのように気になったのか，メモも活用して考えを深めていくと，よいテーマが見つかると思います。

Tips

上手なメモの取り方のヒント

- 気になるデータ，押さえておきたいデータのみを書く
- 「矢印」を入れたり丸で囲ったりして，「つながり」を表現する
- 「二重丸」で重要な箇所を強調し目立たせる整理をする
- カタカナや略語を使い短く書く
- 大切なところはラインマーカーを使う(色を決めておくとよい)
- パソコンではメモを取らない(グループでの打ち合わせや話し合いを行っているときなどには，入力に気が取られてしまって，話し合いに参加できなかったり，聞いた内容を忘れてしまったりしてまとまらない)

3. 自分が行った援助と患者の反応を振り返る

a 患者指導は改善点や患者の変化がとらえやすい

臨地実習では，患者指導方法を学ぶ機会が多くあり，これはケーススタディの題材にしやすい内容の１つです。そのような患者を受け持つ機会に恵まれたら，初日の患者の状態のデータを細かく取っておくこと，そして，実習終了時の患者の変化が見えるように，データを整理しておくことがとても大切です。

患者指導を行う事例が多い領域は，成人看護学実習だろうと思います。たとえば糖尿病の食事指導，またはリハビリで入院してきた片麻痺の患者の機能訓練(立位訓練・移乗訓練・車いす操作訓練・歩行訓練やパジャマのボタンのかけ方の指導)などです。母性看護学実習では，褥婦への乳房マッサージ，初産婦への新生児の沐浴指導・授乳指導などがあります。小児看護学実習では，幼稚園児の遊びの援助・学童の

学習方法の援助などがあります。

|b|教育入院の機会は以前のカルテも参考に

糖尿病や心不全などで，初めて教育入院を行う場合や，数回入退院を繰り返しているような場合は，患者指導を行うこともあります。以前の入院や面接時のカルテ・看護記録などを紐解き，患者の学習方法にどのような「くせ」や傾向があるかを考えてみましょう。指導項目ごとの学習変化をていねいに記録に残しておくと，その人に合った指導法や援助が見えてくるかもしれません。

4. 受け持ち事例と先行研究とを比較分析する

|a|過去の研究事例からヒントを見つける

臨地実習に行くと，さまざまな患者に出会います。たとえば，便秘の患者を受け持つことになったとします。便秘のケアを考えるとき，授業で学んできた看護技術を振り返ることはもちろんですが，さらに患者個人にあった方法を考えるうえで，これまでに行われてきた便秘に関する研究を調べてみることも重要です。受け持ち患者だけではなく，過去にはたくさんの患者が便秘で苦しんでいたはずで，そのケアに関する研究もきっと数多く発表されているからです。

|b|受け持ち事例と似ている点，異なる点に着目する

過去の研究を振り返ると，便秘についての解剖生理・術後管理・内服薬(薬物療法)・精神的な面のケアなど，さまざまな角度から研究した内容が見つかるでしょう。そこから，受け持ち事例と似ている点，異なる点に着目し，受け持ちの患者にはどのような方法が効果的かを考察することで，よりよい援助方法を見出すことができます。

5. ブレインストーミングを用いたテーマの探し方

|a|ブレインストーミングとは

ブレインストーミング(brainstorming)とは，アレックス・F・オズボーンによって考案された会議方法の1つです。簡単に言えば，グループメンバー(集団)で自由に話し合ってアイデアを生むための方法です。たとえば，大学や専門学校の学園祭，文化祭で出し物を決めるといった場合に効果的な手法です。

グループの中で人が行う行動や思考，また，グループとそれを構成する人が相互に与える影響など，その特性をグループダイナミクス(group dynamics，集団力学)と

いいます。この概念は心理学者のクルト・レヴィンらの論文「社会的風土に関する研究」(1939年)で発表されたものです。この集団力学を生かした方法として，ブレインストーミングは職場研修など，さまざまな場面で用いられています。

学校の授業や研修では，グループワーク(group work：GW)を行うことがあります。グループワークでは，与えられたテーマに沿って，あるいは参加者がその場で自由にテーマを考え議論を進めていくフリーディスカッション(free discussion)の時間が設けられますが，そこで方向性を見つけ出すのにブレインストーミングは最適な方法です。

b ブレインストーミングを用いた情報・発想のまとめ方

ブレインストーミングでは，グループの中で自由にアイデアや意見を出し合う中で，それらを結び付けたり，思考を展開させたりして，より多くの考えを生み出していきます。出てきた発言はメモにまとめるなどして，すべてが一覧できる形にした後，その内容を分類・整理していきます。

Tips

ブレインストーミングのルール

ブレインストーミングには，簡単なルールがあります。次のような点に気を付けながら話しましょう。

- アイデアを出すことが大きな目的なので，その場で批判をしないこと
- 思いついたことは何でもためらわずに発言すること
- 奇抜な考え方，ユニークな内容は重視すること
- 質より量を重視すること
- さまざまなアイデアを結び付けながら，自由に発想すること

ブレインストーミングで挙がったアイデアや意見を整理するための方法の1つに，「KJ法」があります。

「KJ法」は，文化人類学者の川喜田二郎氏により考案された手法であり，そのイニシャルが名称の由来です。集められたたくさんのアイデアやデータを効率よく整理し，まとめるための方法です。その手順を簡単に説明します。

[ブレインストーミング]

前述のルールに沿って，グループの中で自由に発想(アイデア・思いつき)や意見を出し合います。次のような点を意識すると，後述するデータの分類・整理が行いやすくなります。

- メモ用紙(付せん紙)を用い，1つの付せん紙には，1つの発想，意見を書く

• 1文は1行で短く書く

［データの分類・整理］

出されたアイデアや意見を，次のような手順で分類・整理していきます。

- 模造紙を用意し，その上に付せん紙をバラバラに広げる
- 付せん紙に書かれたそれぞれの内容を読みこむ
- 内容の似通った付せん紙をまとめ，クリップで止め，ひとかたまりにする

↓　クリップで止められた付せん紙の内容を確認のため見直す（これは，数回行う）

- クリップで止められた付せん紙に「見出し」を付ける
- 付せん紙が1枚で，どのかたまりにも属さないものはそのままにする

↓　付せん紙のかたまりに付けられたそれぞれの「見出し」を確認する

- 「見出し」ごとの共通性を見出して，抽象度の高い「見出し」を付ける
- 抽象度の高い「見出し」を付けたかたまりをそれぞれ図式化する
- 「見出し」の図式化を参考にして，文章にまとめる

c まとめ方の実践例

看護学生5名のグループでテーマを決めて話し合い，発表をすることになりました。5名全員の共通点から，「看護学生の大学生活について」というテーマで話し合ってみることにしました。

［ブレインストーミング］

- **テーマ**：「看護学生の大学生活について」
- **方法**：ブレインストーミングを行い，まとめ方はKJ法を使用する
- **準備するもの**：付せん紙（10 cm×5 cm），模造紙，クリップ，マジックペン
- **役割**：司会1名，書記1名

「看護学生の大学生活について」というテーマに沿って，思いついたこと，頭に浮かんだアイデアをメンバー同士で自由に挙げていきます。

司会役は，グループメンバーが自由に話せるように，ときおり話を振るなどして気を配りながら進行していきます。書記役は，みんなの提案・アイデアを付せん紙に書いて，模造紙に貼っていきます。ただし，この段階では内容の吟味や分類は行わず，出てきた順に書き出していきます。

[KJ 法を用いたデータの分類・整理]

たくさんの意見が出たところで，それぞれ付せん紙に書かれた内容を読み，同じ意味，近い内容だと思われるものをまとめて束にしていきます。付せん紙を内容ごとのかたまりに分け終えたら，再度，全員で付せん紙を読み合い，内容の類似性を確認します。

類似性があることが確認できたら，それぞれのかたまりに見出し(内容を表すキーワード)をつけます。

実習中は
アルバイトは
無理だ
再試験は
受けたくない
ゼミ生同士は
心が許せる
実習は
楽しい
人は
い
て
に
いやに
なる
見えないところ
でグループが
できている
人の目が
気に
なる
大学時代の
友人は
一生付き合って
いける人に
なりそう

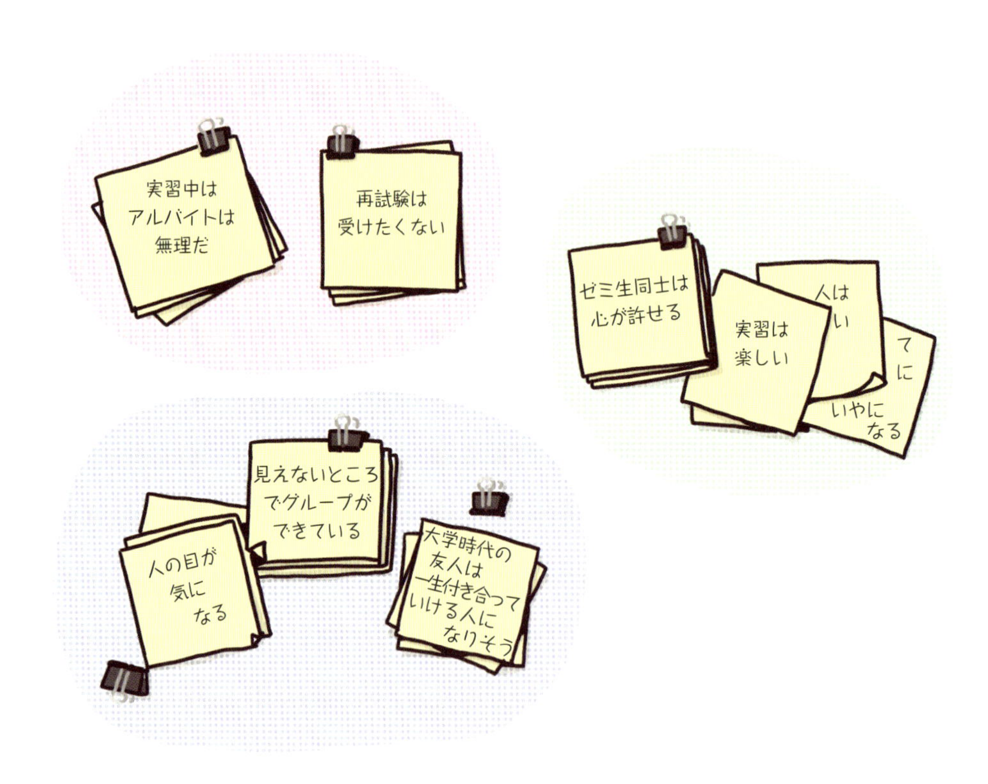

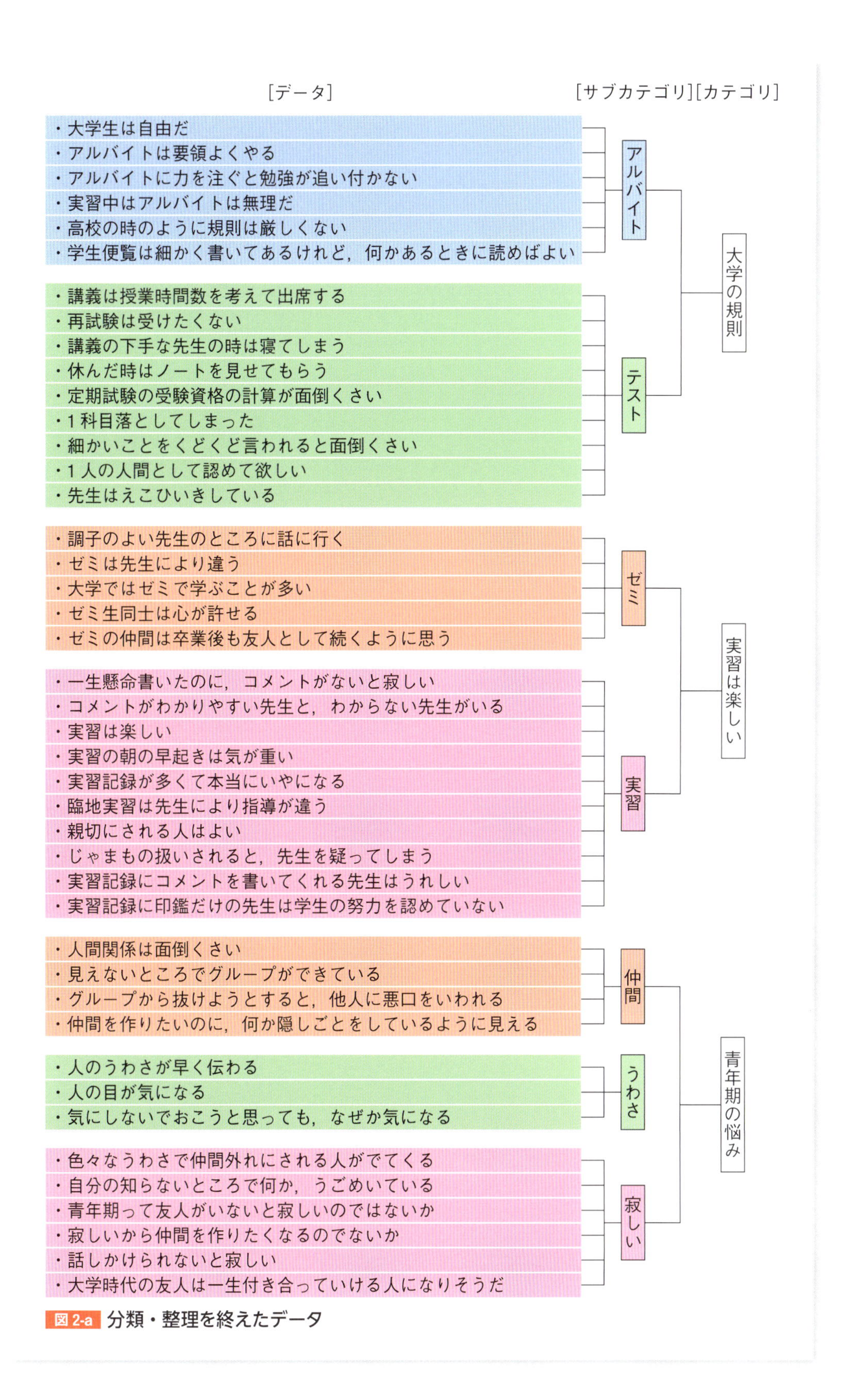

図 2-a 分類・整理を終えたデータ

- **結果**：ブレインストーミングの結果，43枚の意見が出された。内容の近いものをそれぞれまとめていくと，「実習は楽しい」というカテゴリでは，「ゼミ」5枚，「実習」10枚，合計15枚で一番多く抽出された。次に多かったのは「青年期の悩み」13枚で，そのうち「仲間」には4枚，「うわさ」には3枚，「寂しい」には6枚の意見が上がっていた。「大学の規則」は15枚で，「アルバイト」6枚，「テスト」9枚であった。

KJ法による分類・整理のやり方を覚えておくと，実習中や卒後臨床で行う症例検討，カンファレンスでの議論の整理にも役立つほか，質的研究に取り組む際にも使えます。ぜひ方法をマスターしておきましょう。

テーマの絞り込み

1. テーマの選び方

テーマのアイデアがいくつか浮かんだら，その中でも実際に取り組むことができそうな内容を絞り込んでいきます。テーマを選ぶ際には，次のような視点で考えてみましょう。

- 関心があるテーマか
- 実行できる内容・規模か(ケーススタディをまとめるまでの時間的な制約，費用や設備，対象などの制約についても事前に考えておきましょう)
- 時代に沿っているか，今後の看護に役立つか(後述の関連する先行研究のチェックとも重なる部分です)

2. 関連する文献を探してみる

ケーススタディに取り組む前に必ず行わなくてはならないのが，「文献を読む」ことです。取り組みたいテーマがなんとなく見えてきたら，まずはこれまでに発表されている文献を調べ，読む必要があります。

a 取り組みたいテーマに近い内容の文献を探す

国内外を問わず，先輩看護師はさまざまなテーマで研究を行い，論文や書籍(文献)の形で発表してきました。その中には，自分がこれから取り組もうと考えているテーマと同じ，もしくは近い内容の研究を行っていることがあるかもしれません。近いテーマを扱った先行研究の文献を読むことで，その領域で一般的に使われているツールや援助方法，また，データの整理方法などを知ることができます。

インターネット上に公開されている文献検索データベース(Ⅲ-4，p.88 参照)で，自分の調べたい言葉，すなわちテーマに関連するキーワードを使って文献を探します。

論文には必ずタイトルがあります。これは「このような内容を書いています」ということを示すものです。論文を検索する場合，タイトルに，自分が探しているテーマのキーワードが含まれているかどうかが，見つけ出す最初の手がかりとなります。

該当する文献が出てない場合は，キーワードの選択が不十分であることも考えられます。この場合はキーワードをいろいろ入れ替えて検索してみてください。複数の文献がリストに挙がったら，その中の１つをまずは読んでみましょう。すると，その論文の最後に「引用文献・参考文献」としていくつもの文献が掲載されています。次に，その文献リストからタイトルや著者を参考にして「これは」と思う文献を見つけ出し，それを読んでみましょう。このようにしていくつかの文献を読み進めていくと，自分が気になっている「テーマ」において何度も引用・参考にされている文献(基本文献)がみつかるかもしれません。

この基本文献(同一テーマを研究する人の多くが文献に載せていたり，引用したりしている文献)が見つかったら，できるかぎりその文献には目を通しておきましょう。そうすると，自分がこれから整理しようとするケーススタディに活用されること請け合いです。

b 「すでに研究されて発表されていた！」とならないために

先行研究の文献を読んでいないと，まだ研究がされていない内容なのか，あるいは自分が知らないだけで，すでに発表されて看護実践の場で使用されていることなのかがわかりません。すでに行われている研究を行うことは，(再現性や経時的な変化をみるといった，特別な条件での研究を除いて)意味のないことです。また，援助を行う役割にある自分が知らなかった，ということは，本来ならば受けられるべきであった看護技術や援助を提供してもらえないという点で，患者に不利益を与えることにもなります。看護師は，病に苦しむ方に最善のケアを行うことが要求されている職業です。そのためには，現在で最も効果的な方法を使いケアに当たらなくてはなりません。学生だから，新人看護師だからまだ知らなくてもよいだろう，ということは許されません。

また，中には，検索を重ねてもどうしても文献が見つからないという場合もあります。10年以上前にある程度の研究が進み，実施方法が一般化されている，といった場合がそれにあたります。考え方や援助方法が一定程度確立した内容は，データベース上では新規の論文としてヒットしない場合があります(もちろん例外もあります)。その場合は，あえてそのテーマには取り組まないほうがよいかもしれません。

一方，先行研究の文献を読んでみると，同じようなテーマですでに研究が行われていても，方法などを工夫してみると，もしかしたら意義があるものになるかもしれない，というヒントが浮かぶかもしれません。

c 論文以外の資料の調べ方

テーマに関連した情報を集めるには，論文以外にも書籍や雑誌(商業誌)，インターネットなども活用できます。

代表的な検索ツールとして，「Google」「Yahoo!」といった検索サイトがあります。

また，国立国会図書館「リサーチ・ナビ」(http://rnavi.ndl.go.jp/rnavi/)などを利用すると，テーマに関連した書籍や論文，WEBサイトを見つけやすいでしょう。看護に特化した文献資料を探すときには，日本看護協会の「最新看護索引」も利用できます〔概要は日本看護協会のWEBサイト「生涯支援」(http://www.nurse.or.jp/nursing/education/library/sakuin/index.html)参照。利用には会員登録が必要です〕。

WEB検索では，キーワードを含むあらゆる情報がリストに挙がるため，どれが適した情報や文献なのか迷うことも少なくありません。検索の際は，複数のキーワードを上手に組み合わせて絞り込むことが重要です。また，特に注意しておきたい点として，情報の信ぴょう性の確認があります。たくさんの情報が検索結果に出てきますが，そのすべてが使える情報ではありません。注意点を下記に示しますので参考にしてください。

- 情報の発信者は「情報源」か
- 違う場合「情報源」をたどることができるか
- その「情報源」は信頼できるか

文献として使えるかものどうか自分で判断できない場合は，教員や図書館の司書などに相談してみましょう。

Tips

雑誌(商業誌)はテーマを絞り込みやすい

商業誌は，その対象としている内容や読者層が絞られており，発行号ごとに特集やトピックスなどで記事が集められていることが多いため，情報を得たいテーマが決まっている場合は，参考資料として有効に活用できます。その分野を専門とする執筆者が記事を書いていることが多く，テーマに関連する文献を探す際の手がかりとなります。

なお，雑誌は，最初の号の発行から何年出版しているかをVol.(巻)で表し，No.(号)はその年度の何冊目に発行されているかを表しているのが一般的です。

検索でリストに挙がった論文をすべて読む必要はありません。前述した基本文献をはじめとして，頻繁に名前が出てくる著者の論文を中心に目を通しましょう。心がけて欲しいのは，できるだけ学会誌に発表されている論文を選ぶことです。学会誌の掲載論文は，著者が比較検討を積み重ね，多くの時間をかけ研究をした内容をまとめて学会に投稿した論文です。このような論文は，学会の編集委員による査読(さどく)(学会に応募された論文が学会の規定する水準に達しているか専門家が審査すること)を受けて掲載されており，根拠がしっかりしているものが多いため，信頼性が高く，活用しやすい文献です。**表2-2**を参考に，特に原著論文を中心に読むようにしましょう。

表 2-2 論文の種類

論文の種類	内容
論　壇	看護学にかかわる問題や話題のうち，今後議論が交わされていくものについて今後の方向性や示唆を示すような提言
総　説	看護学にかかわる特定のテーマについて多面的に内外の知見を集めてレビューし，当該のテーマについて学問性を概括し，考察したもの
原著論文	看護学の知識に貢献する論文であり，オリジナルのデータや分析に基づいたもので，得られた知見と実践への示唆が論理的に述べられているもの
短　報	看護学研究として迅速に公表する意義のあるもの
資　料	看護学の発展において，臨床や教育現場に何らかの示唆を持った資料的価値があるもの
その他	委員会報告，理事会報告などからの依頼原稿など

日本看護科学学会誌投稿規程 2018 年 2 月 18 日(改訂)をもとに作成

表 2-3 文献検索一覧表

No.	著者名	タイトル	学会名・出版社	発表年度	サマリー	残されている課題
1						
2						
3						
4						

d 調べた文献をまとめる

調べた文献は一覧表にまとめてみましょう。それは，取り組みたいテーマの研究がこれまでにどのように発表され，一般化しているかを確認し，その中で自分が明らかにしたいことはどの部分か，関連する研究の中での位置づけをはっきりさせるためにも必要です。ケーススタディの目的を説明するため，あるいは，自分なりの仮説を探し出すためにも，まとめた内容が活用できます。一覧表には，次のような項目を立ててまとめておくとよいでしょう(**表 2-3**)。なお，文献が Web ページの場合は下記の記載例のようにまとめます。

- 文部科学省，厚生労働省：保健師，助産師，看護師等の人材確保の促進に関する法律の一部を改正する法律(平成 21 年法律第七十八号).
  http//www.mext.go.jp/b_meru/hakusho/no/attach/1282565.htm(2018年9月14日最終アクセス)

[No.]

文献の通し番号のことです。コピーした文献は，通し番号を付けて保管しましょう。

そして，その番号と統一して文献一覧表を作成します。

[著者名]

執筆者名，と呼ぶこともあります。ここには，論文を書いた人の名前を記入します。研究を１人で行っている場合はその人の名前をフルネームで記載します。研究を数人で行っている場合は，「(筆頭の著者名)，他」というように，先頭に書かれている著者の名前のみを書き，以降は「他」で略します。ここで，先頭に書かれた著者を「トップネーム」あるいは「ファーストオーサー」と言い，中心的に研究を進めていた人であるという証になります。

[タイトル]

研究のタイトルのことです。タイトルには「メインタイトル」と「サブタイトル」の２つがある場合があります。このようなときには両方とも書いておきましょう。

[学会名・出版社]

学会名とは，「日本看護科学学会」「日本看護学会・慢性期看護(日本看護協会が開催している学会名でその分科会です)」など，この論文を発表している学会の名称です。その学会名を書きます。また，出版社は，書籍を発行している出版社のことで，「医学書院」「日本看護協会出版会」のように書きます。

[発表年度]

研究を発表した年度のことです。年度は西暦(例：2018)で書かれている場合と元号(例：平成30年)で書かれている場合がありますが，この段階では転記ミスをさけるため書かれている表記のまま記載します。

[サマリー]

サマリーは「要約・概要」ともいわれ，論文の最も重要な点を短くまとめたものを指します。論文の冒頭に「要約(summary)」「概要」や「要旨(abstract)」「抄録」といった言葉で表現されていますが，どの表現も同じ意味で使用されていることが多いです。

[残されている課題]

一般的に論文の最後には「おわりに」や「研究の限界」と表現し，考察が示されています。この内容には，例えば研究対象事例が１名のみで一般化はできなかったことや，件数不足などが挙げられており，次にこのような研究を行うときにはこの点を考えて研究をして欲しいという，研究者の希望や反省点が記載されています。既存の論文を参考に自分が研究を行うときには，ここに書かれた点に注意する必要があります。先行研究の研究者が指摘をしているにもかかわらず同様の方法で研究することは患者に負担をかけてしまうことになり「研究倫理」に反するので注意してください。

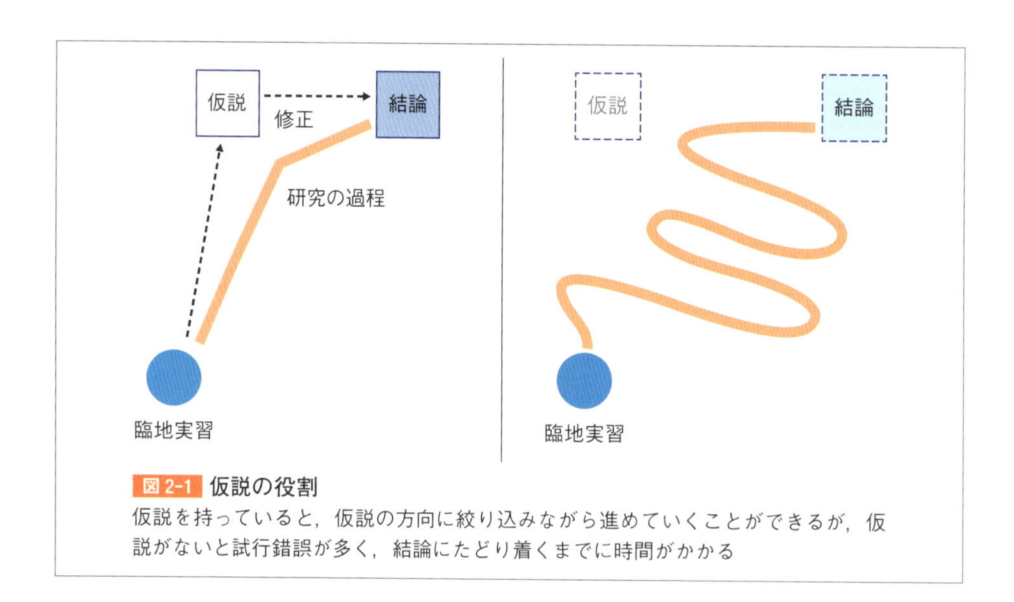

図 2-1 **仮説の役割**
仮説を持っていると，仮説の方向に絞り込みながら進めていくことができるが，仮説がないと試行錯誤が多く，結論にたどり着くまでに時間がかかる

3. 仮説を立てる

a 実施するケーススタディで何を知りたいのかを明確にする

仮説設定とは，自分の行うケーススタディの方向性を先に定めておくことです。ケーススタディをまとめていく途中，作業に没頭していくうちに，自分が何を明らかにしようとして情報を整理しているのか，わからなくなってしまうことがあります。そんなときのときの「道しるべ」ともいえる役割を「仮説」は果たすことになります（**図 2-1**）。

先行研究を読み，取り組みたいテーマの「何が，どうなっていることを明らかにしたいのか」，その焦点を絞ることができていれば，それにはどんな情報が必要になるのか，これから行う作業はどのような内容か，進むべき道筋がはっきりとしてきます。

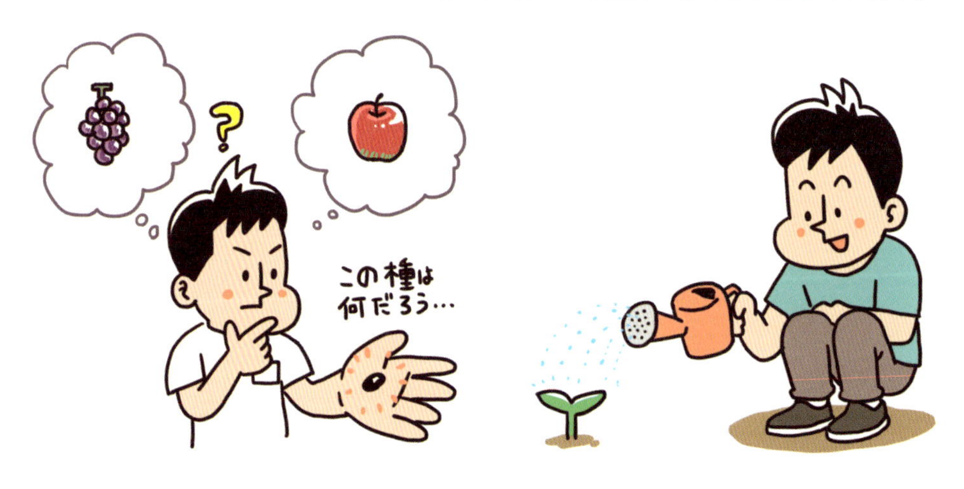

グループで行う場合は，仮説を作っておくことが特に大切です。十分に話し合いをして進めたつもりでも，担当を決めてデータ収集を行うときなどには個別での作業となり，方向性がそれぞれ微妙にずれて進んでしまうことがあります。そんなときに，仮説をあらかじめ設定しておくと，どこがどのようにずれてしまっているのかに気づくことができるのです。

仮説は，語尾をできる限り言い切り，次のように表現します。

「○○はこうなる」

「○○を行うとこうなる」

「○○はこうだ」

「○○をすれば○○のように変化する」

表現のコツは，1文の中にたくさんのことを盛り込まないことです。たくさん内容を盛り込むと，その内容・方法の1つひとつを吟味・解決して前に進まなくてはなりません。それでは，せっかく仮説を立てても，近道になるどころか，むしろ遠回りになってしまいます。この点には要注意です。

b 研究を行う際には仮説設定は必須

学生が行うケーススタディの範囲では，仮説設定は不要かもしれません。しかし，ケーススタディは卒後行う看護研究の基盤ともなることを踏まえて，説明をしておくことにします。

なぜ，仮説を立てる必要があるのでしょうか。どんな人でも，自分の研究に没頭するあまり，途中段階で，今自分が行っていることが見えなくなることがあります。特に数人で行っている場合など，1人ひとりが違う方法を言い出しはじめると一緒に皆でドツボにはまり，進む道が見えなくなることがあります。そんなときは計画書に立ち戻り，「仮説」を見てください。自分たちが行おうとしていたのが何か，明らかにし

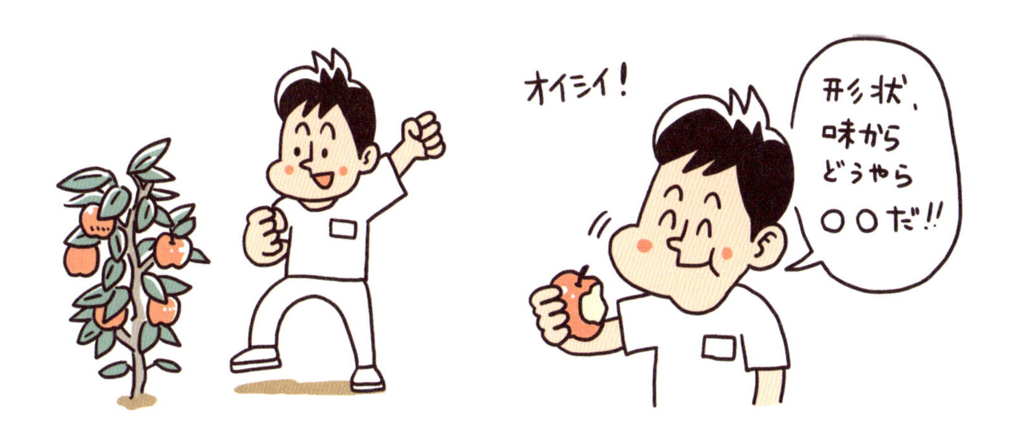

ようとしていたのが何か，はっきりするはずです。そのためにも，仮説は先に作っておくことをおすすめします。迷わずに先に進むための道しるべとして，仮説を作成します。仮説を想定し，設定した方法を実施しても，仮説に示した結果が出ないこともあります。論文は最終的に結果の図・表に合わせてまとめていきますので，論文上では仮説は表現しません。

c 概念枠組みを用いて表現する

「概念」は，大変難しい言葉です。日常生活では，ほとんど使用されない言葉ではないでしょうか。しかし，看護研究の基本となるケーススタディを学ぶうえで重要な言葉です。

看護ケアを行うとき，使う言葉(用語)が国や看護師によって異なっていたら，何を表しているのか，看護界の中でも通じません。世界中の看護師が共通に認識できる言葉を持つことが必要になってきます。

「概念」とは哲学用語です。辞書の記述を要約すると，“ある事物の本質をとらえる思考の形式。事物の本質的な特徴とそれらの連関が概念(内包)。概念は同一の本質を持つ一定範囲の事物に適用されるから一般性を持つ。たとえば，人という概念の内包は人の人としての特徴(理性的動物あるいは社会的動物など)である”とあります。何だか難しいですね。少し説明を加えると，私たちが使っている，ある事物を示す言葉や物には，ある程度抽象的な1つの名前がついています。たとえば「鳥」といえば，みなさんは共通に，何の「鳥」かの種類まではわからなくても「空を飛ぶ」ものだと理解することができます。この「鳥」という言葉は抽象度が高く，世界中どの国に行っても，言葉が違っていても「鳥(英語ならばbird)」といえばおよそ「空を飛ぶ」と理解してもらえます。これが「概念」で言い表していることになります。

しかし，鳥の種類はたくさんあるので，何の「鳥」を指しているのかは特定できていません。そこでその「鳥」が「ウグイス」だ，といえば，みなさんは「ああ，春になると“ホーホケキョ”と鳴く鳥だね」とわかります。ウグイスは「鳥」であり，その鳥の特性と事象は，「春になるときれいな声でさえずる」と，理解できるようになります。

私たちは，この世の中にあるものを表現しようとするときに，ほぼこのように概念化した言葉(哲学ではこれを「名辞」と呼んでいます)を使い，相手に伝えます。人が話すとき，その言葉を聞けば何を表しているのか理解できるように，言葉の意味は共通性(同じことを意味している)を持っているのです。

これを看護の分野で考えてみましょう。概念には，具体的に表現できるもの，たとえば，ベッド，体温計などがあります。また，観察できる具体的なものの表現には浮腫(むくみ)などがあり，簡単に観察できます。そのほかにも，肉眼的に観察されるものとして創傷，血圧などがあります。一方，抽象的で観察できないものとして，ストレスやその人の健康などがありますね。このように看護の共通言語としてさまざまな概念が規定されていて，私たちはそれを用いています。

仮説も，共通言語である概念を用いて表現します。文献検索を行って表にまとめる際，それぞれの文献のサマリーを書き留めていたと思います。先行研究の論文ですでに明らかになっていることが，サマリーとして示されています。自分が明らかにしたいことは，その内容を踏まえたうえでどう展開していくか，同様の概念を用いて表現してみます。すると，考える道筋が矢印で結びつき，図式化できるようになります。一覧にまとめた文献の内容と自分が明らかにしたいこととが結びつき，流れが論理的に説明できるようになると，これが「仮説」として表されることになります。

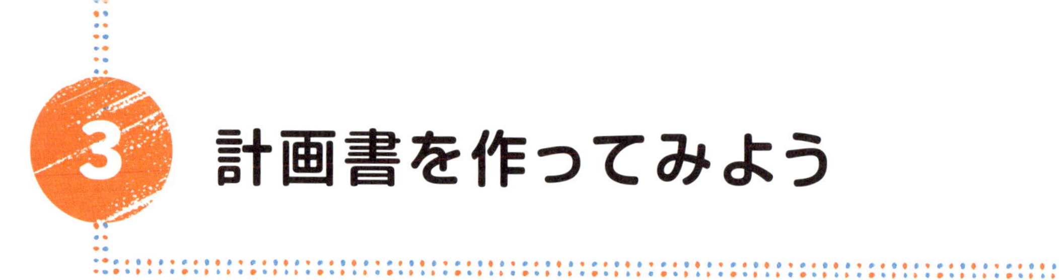

3 計画書を作ってみよう

1. 計画書には何を書くか

ケーススタディでは，計画書は書かなくてもよいと考える人もいると思います。しかし，さまざまな患者の病気や症状を学び，1人ひとりの患者に対しての対応の仕方を学びながら，自分の受け持ち患者についての事柄を研究的にまとめるのがケーススタディです。やみくもに思いつくまま書き始めても，データの不足が生じたり，不十分な考察に留まるものになりかねません。どういった患者のどのような状態を取り扱うのか，どのような手順で進めるのか，頭を整理するつもりで，計画書をまとめてみましょう。

また，この学びは卒業後看護師になり臨床で研究を行うとき，修士・博士に進もうと思ったときの土台にもなります。学生時代にその基礎として，研究計画書の基本を学ぶことは重要です。

ちなみに，一般的に計画書ができた段階でケーススタディや研究は7割終わったも同然だといわれています。それほど，計画書は大切なものなのです。

ここでは，みなさんがイメージしやすいように，海外旅行を例に計画書を作成してみましょう。

計画書

目的：イギリスのロンドンに海外旅行に行きたい。

動機

- 『ハリーポッター』のような魔法使いの物語や，世界に名立たるミステリー作家であるコナン・ドイルの『シャーロック・ホームズ』，ミステリーの女王といわれる，アガサ・クリスティの『名探偵ポワロ』など，魅力的なキャラクターが誕生した，イギリスという国を旅してみたい。
- 築数百年の歴史的建造物が並ぶ街並みを観光してみたい。
- 日本語では「イギリス」と一般に言われているが，実は「グレート・ブリテン」(英語ではthe United Kingdom of Great Britain and Northern Ireland)である。その国名の由来はどこからきているかが知りたい。

方法

①イギリスの歴史を調べる

- 魔法使いの物語や，ミステリー小説が生まれるきっかけを文献で調べる。
- コナン・ドイルやアガサ・クリスティなど，作家自身の歴史を文献で調べる。
- それらの歴史をたどるために訪問する土地や史跡をロンドンの地図で調べる。
- それぞれの場所を訪ねるための交通手段，方法を調べる。

②実際に現地（イギリス）を訪ねる手段を調べる

- 日本からイギリスまでの飛行機の時間やチケットの値段を調べる。
- 滞在期間に宿泊するホテルとその料金を調べる。
- 旅行の日程，移動（地下鉄・バスなど）の手段，時間を調べる。
- 行程表を作成する。

この例で挙げた「方法」のうち，①の歴史を調べる部分や②交通手段や方法などを調べる部分は，ケーススタディの計画書における「文献検索」となります。②で作成する「行程表」は，ケーススタディでの「実践」に当たります。

看護の例で示すと，次のようなステップとなります。

①臨地実習までに受け持つ患者の病態生理を文献で調べます。
②その患者を理解し，ケアを計画・実施するためにはどのようなデータを取る必要があるか，まず病態関連図を書きます。
③実際に患者を受け持ちながら，基本の病態関連図に患者のデータを加えて，構造化します。

このように手順を図や文章に落とし込んでまとめていくと，これから何をデータとして収集する必要があるのかが見えるようになります。

2. 計画書の構成

計画書は一般的に，**表 2-4** に示すような構成で書かれます。

表 2-4 計画書の一般的な書き方(記載例)

①氏名	ケーススタディを実施する者の氏名を記載します。
②テーマ	ケーススタディをこのテーマで仮に進めていく，ということを示します。計画書を書いていく段階では，まだタイトルとは表現しないほうがよいでしょう。
③キーワード	・ケーススタディのポイントとなる単語を5つくらい挙げます。 ・論文になったとき，検索に使用される用語です。学会で発表するとWeb*に掲載され，インターネット上で検索できるようになります。
④動機	・ケーススタディに取り組むに至ったきっかけ(動機)を記載します。 ・オリジナリティ(独自性)を出すことを忘れないことと同時に，考えているテーマが，研究としてどこまで明らかにされ発表されているかも示しましょう。 ・ケーススタディを始めるときには，先行研究で明らかになっていることを知るために参考文献を読み，一覧表を作成してそれを「概念枠組み」としてまとめているはずです。その文献を動機の中で示します。
⑤目的	・ケーススタディで何を明らかにするかを表します。 ・できるだけ簡潔にまとめ，テーマと目的ができる限り乖離しないように結び付けて書くことがポイントです。
⑥概念枠組み	・今回のケーススタディの基になる研究を調べる ・思考や根拠のつながりについて調べる ・先行研究(文献研究)のサマリーを書く ・サマリーをもとに今回明らかにしたいテーマ(仮説)を導く ・以上をもとに概念図(構造図)を作る
⑦仮説	概念枠組みで明らかになった仮説のこと
⑧実施計画	・実施期間(ケーススタディでは実習期間になることが多い) ・実施場所(実習施設など　例：A病院A病棟) ・対象(例：A氏52歳，肺がん) ・データ収集方法(例：実習記録用紙) ・データ収集手順(例：2週間の実習記録用紙) ・データ分析方法(例：実習内容から疼痛が軽減したケアの方法) ・タイムスケジュール(例：学校で指定された提出期間を参考に作成) ・倫理的配慮(例：学校の規定に準ずるように記載) ・参考文献

＊Web……1987〜1990年にかけてティム・バーナーズ＝リーによりWWW(World Wide Web)が提唱され現在使用されている。

3. 忘れてはならないのが倫理的配慮

医療職の研究は人を対象に行う場合が多く，必ず守らないといけないことがあります。「看護倫理」「看護学概論」などの授業で学んでいると思いますが，15条からなる「看護者の倫理綱領」(日本看護協会，2003)，これには看護職として身につけるべきこと，看護職として遵守しなければならないことが示されています。

紀元前5世紀ころ，科学に基づく医学の基礎を作った「医学の祖」であるギリシャの医師ヒポクラテスは，「ヒポクラテスの誓い」を著しました。これが医師の職業倫理

表 2-5 個人情報保護法の目的(2017 年 5 月改正)

(第 1 条)この法律は，高度情報通信社会の進展に伴い個人情報の利用が著しく拡大していることに鑑み，個人情報の適正な取扱いに関し，基本理念及び政府による基本方針の作成その他の個人情報の保護に関する施策の基本となる事項を定め，国及び地方公共団体の責務等を明らかにするとともに，個人情報を取り扱う事業者の遵守すべき義務等を定めることにより，個人情報の適正かつ効果的な活用が新たな産業の創出並びに活力ある経済社会及び豊かな国民生活の実現に資するものであることその他の個人情報の有用性に配慮しつつ，個人の権利利益を保護することを目的とする。

として医学教育に語り継がれています。看護でも同じように，ナイチンゲールの教えをリストラ・グレッダーらが「ナイチンゲール誓詞」としてまとめ，今なお看護師の心に刻まれています。

このように私たち医療職は，人に携わる職業としての倫理を学び，個人の尊厳を守ることの基本となる教育を受けてきています。ケーススタディや研究を行ううえでも，それを守りながら取り組む必要があります。患者個人をどのように守り，どのように研究に取り組むかは国が定めた法律を遵守しながら進めなければなりません。

患者個人の情報をどのように取り扱うかは，「個人情報の保護に関する法律」(2005年施行)，いわゆる「個人情報保護法」で厳しく定められています。情報社会となり，SNS などを介して情報が瞬時に拡散し，地球上を駆けめぐる時代になったことを受けて，この法律は 2017 年に改正されました(**表 2-5**)。

個人情報保護法は，個人の権利・利益の保護と個人情報の有用性とのバランスを図るための法律ですが，これを看護研究や臨地実習に関連させた形で説明します。

①臨地実習時の患者・家族から知りえた情報ならびに個人の記録がされている「カルテ」や「チャート」の情報は絶対口外してはいけないし，無断で使用してはいけない。

②研究として使用する場合，書面を用いて説明を行い，同意書に本人の署名を受けたうえで，3 年間の保存が義務づけられている。

③アンケートなどの紙の管理はカギのかかる引き出しで保管する。

④パソコン上で管理の際はパスワードを設定する。必要がなくなったときはデータを消去する(データを保存した USB メモリや SD カードなどのメディアは使用後は物理的に壊して読みとれなくする)。

⑤1 人ひとりの患者に起きている現象を，医療の側面と日常生活援助の側面から常に分析し，援助していく。そのとき，患者は普段の生活ではあまり他人には見せたことのない，隠しておきたいことも他人である看護師はその患者の情報として知りえてしまう。このような個人の問題を他人に口外しないことが個人情報保護であり，倫理的配慮である。

⑥看護学生として患者と接するときも，個人情報保護を重視した態度を取ることが重

要。受け持ち学生であることの挨拶や，看護のケアの技術，方法を勉強させていただくことへの許可を事前に得る必要がある。

Tips

患者の許可を得る場合は，担当教員または病棟担当の看護師と一緒に受け持ち患者の部屋を訪問し，「受け持ち学生であること，また研究（ケーススタディ）として援助内容をまとめさせていただきたい」ことをお願いします。決して学生 1 人で先行しないこと，また，「病院倫理委員会」などの組織の許可を取ることが前提となるため，くれぐれも手続きの順番に注意しましょう。

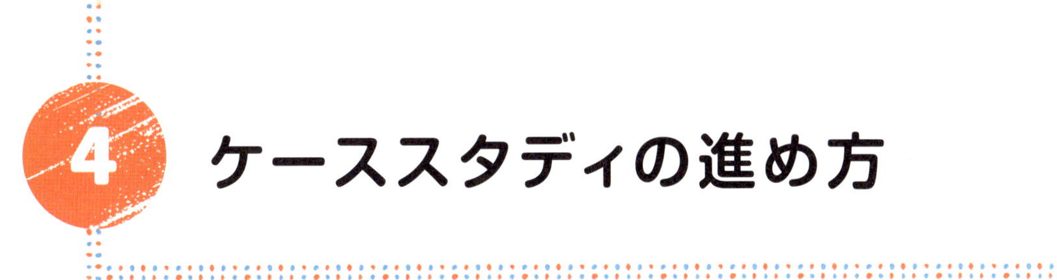

4 ケーススタディの進め方

1. 臨地実習前の準備

a 受け持ち患者さんの決定

臨地実習で受け持ち患者が決定する前に，自分が何をテーマに取り組むか，おおよそでよいので考えておきましょう。そして，自分が取り組みたいテーマについてケアのできる患者がいたら，自ら率先してその患者を受け持ってください。

アドバイス

早めの準備が肝心

臨地実習でケーススタディを行いたい場合，どの領域(基礎看護学・成人看護学・老年看護学など)でケースを取りたいかを考えておきましょう。漠然としていてよいので，それぞれの領域で受け持てる病名や対象患者について調べておくとよいでしょう。

b 事前学習

せっかく自分が希望する患者を受け持つことができても，ケアの方法やその評価方法について，実習が始まってから調べるのでは間に合いません。実習が終わってから，「こんなケア方法があった」「この観察が不足していた」となっても，時間を巻き戻すことはできません。事前に自分のテーマに関連するケア方法や評価方法について，十分に学習しておきましょう。事前にケア方法や評価方法について調べておくことで，ケーススタディの目的を絞り込みやすくなります。

事前学習して必要があれば，実習記録に加えて，ケーススタディ用の記録用紙(フローシートなど)を準備しておくとよいでしょう。

2. 実習記録をながめてみよう

実習が終わったら，実習時に書いた記録(データベース・患者関連図・統合アセスメント・問題点・患者目標・看護介入・経過記録・フローシートなど)をすべて出して全体を見てみましょう。

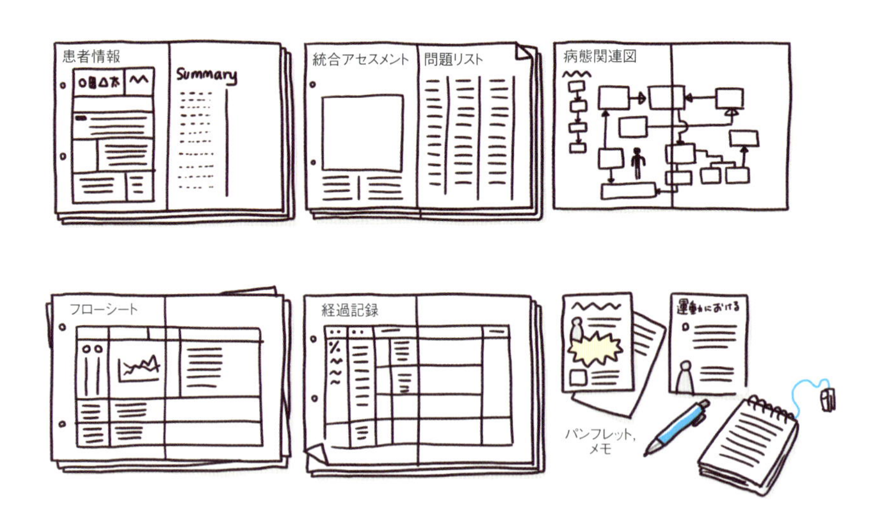

これらの実習記録を振り返りながら，実習中に工夫したことや，悩んだことなどを思い出して書いてみましょう。

たとえば，スプーンを持てなかった患者にどのような工夫をして援助を行ったか，実習の最初のころは筋力がなく，起き上がり歩く意欲がなかった患者が，1人でベッドから椅子に移動できるようになっていく過程でどのような援助を行ったかなど，自身のメモも読み返して書き出してみましょう。

それから，失敗したことについても思い出してみてください。患者のそっけない態度に悩んだこと，「受け持ちを変えてほしい」と言われてしまったことなど……。この段階は自己分析をすることが一番の目的ですので，恰好をつけず自分を赤裸々に出してみましょう。失敗したと思ったことも，大切なテーマの要素になります。

3. 書き出した内容を整理する

臨地実習中に行ったこととその結果について，1週間ごとに表にまとめて整理してみましょう。

ここでは3週間の実習を例として取り上げ，整理の手順に沿って解説します。なお，**表 2-6** は，学内の学習日を含めた15日間で表示しています（実習に入った曜日は月・火・木・金と想定して記載しています）。

表2-6 実習内容の整理の例

実習内容・観察内容	患者情報・記録	アドバイス
1日目 ［学内での事前学習］		
・発達段階，発達課題 ・患者像の理解	70歳・男性 糖尿病・高血圧・動脈硬化・難聴	・発達段階・課題の学習 ・疾患・検査の学習
2日目		
・基本的な援助を行う ・カルテ（電子含む）から情報収集 ・患者との会話	・ベッドから動こうとしない。 ・看護計画にはベッド上で筋力アップ，指導する計画があった。	・ベッド上での患者の様子を観察する
3日目 ［学内日・実習記録の整理］		
・問題点の整理	・身の回りの整理整頓をしない。 ・自分から動こうとしない。 ・糖尿病を意識していない。 ・左の耳が聞こえない。 ・筋力アップをしない。	・問題点が整理できたら，問題点に気づく手がかりとなった患者の様子をくわしく記録する（形式は気にしない）
4日目		
・清潔の援助	・ベッド上にちり紙が散らばっている。	・患者の性格を調べる
・糖尿病食 1,600 kcal	・食事制限は気にしていない様子。	・食事指導を調べる
5日目		
患者の様子観察		
・ベッド上での動き方	・ベッド上にちり紙が散らかっているが，くずかごが不明の様子。	・くずかごを定位置に設置し指導する
・会話の返事が遅い	・右の耳に近づいて話すと聞こえる様子。	・聞こえる範囲を確認する
・隣の人からお菓子を貰って食べている	・「看護師から間食をしないように言われた気がする」と言う。	・間食の様子を確認する
・介助しながらの入浴	・「お風呂は久しぶり」と言い，手が届くところは自分で洗う。	・筋力は毎日記録する ・入浴時の上肢下肢の可動範囲を観察する
・トイレの介助	・トイレまでの歩行がやっとという感じ。「さあ，歩きましょう」と言うと学生の手を振り払い，手すりを触りつつふらつきながら歩く。	・あせらず歩行できる範囲を測定する（表情，下肢のふらつきの様子を観察）

（つづく）

表 2-6 実習内容の整理の例(つづき)

実習内容・観察内容	患者情報・記録	アドバイス
6 日目		
(土，日の患者の様子を観察) ・土曜日に息子さんが面会にきた様子		
・ベッド上は散らかっている	・くずかごの位置を説明したが，くずかごが移動してちり紙が散乱していた。	・面倒くさいのではないか
・入浴介助	・入浴後はベッド上で安静にしており，血色はよいが疲れている様子。	・入浴時間の測定
・床頭台にミカンと醤油がある	・先週は置いていなかった。	・家族と面会の必要がありそう
・両上肢下肢の筋力トレーニングの必要性の説明	・上肢下肢の運動を観察する。 ・何でこんなことをするのか聞き面倒くさそうである。	・測定の数値を患者と共有する
・トイレ歩行介助 ・学生がいると活発であると同室者からの情報	・ふらつく。	
7 日目		
・ちり紙は落ちていない	・くずかごにちり紙が入っている。	
・トイレ歩行時介助しようとすると手を振り払う。ふらつきながら手すりを持ちゆっくり歩く	・足元がふらついている。	・どのようなときにふらつくのか
・醤油を片付けると伝えると，「使っていない，置いているだけ」と言う	・糖尿病教室で指導は何回も受けているが，あまり家族の協力もないようで忘れてしまう様子。	・糖尿病指導の実態の把握
・お菓子や果物は病院から出たものしか食べられないと言うと「わかっている」と言う	・食べ物のことを言うと，面倒くさそうに何でも「わかっている」と言う。	・言われたくないのか，指示されたくないのか，性格なのか？
・家族の面会の情報を得る	・木曜日，日曜日に家族が面会に来ている。	・家族に会い情報を得る
8 日目 [学内日・テーマの絞り込み/実践結果の整理]		
・筋力アップを進めるための指導を強化し，段階を追うことができるようにする	患者像 ・性格は短気。 ・筋力アップの意義は理解できていない。 ・移動を自分で行おうとする意欲あり。 ・糖尿病については聞こうとしないが，病気は自覚している。	・筋力については現実の実数を把握する(筋力・歩行の距離) ・数字で表せるものは現在の実態を記録しておく ・絵で表す工夫

(つづく)

(表 2-6 つづき)

実習内容・観察内容	患者情報・記録	アドバイス
9 日目		
・ベッドの上が汚い	・ベッドの乱雑が気にならない様子。	
・お菓子の食べ残しが床頭台にある	・退院する方からお菓子をいただいたようであった。	
・家族が面会に来るまで病棟に残る	・家族は糖尿病について十分知っていた。食事時，自分で醤油をかけてしまうとの情報。	・家族の協力は得られた
・筋力アップトレーニング表をベッドの枕もとに貼り付け指導する	・何だか嫌そうで納得していない。渋々したがう様子。→強引過ぎたか反省	・くわしい成果表を作成し，勇気づける
・トイレ歩行はゆっくり	・ふらつきあり	
10 日目		
・ベッド上で両上下肢運動	・ベッド上での運動目標を決める。歩行目標を実習 13 日目までに廊下を 2 往復できるようにする。 ・「いいよ，いいよ」とやる気がないので，両上下肢屈伸運動を介助しながら行う。 ・介助されて行うことには抵抗を示さない。	・訓練の回数と時間を記録
・入浴介助	・筋力運動後の入浴のため疲れている様子。	
・同室の他の患者に，糖尿病なので本人の目の前でお菓子などを口にしないように協力を求めた	・患者の不在時に，同室の他の患者に病院食以外は食べられないので，と協力をお願いした。	・同室の患者からの情報を得る
・トイレ介助	・ふらついたが自分で立ち直し，学生の支えは必要なかった。	
11 日目		
(土・日の変化の様子を観察) ・日曜日，筋力アップ表を見て家族と一緒に運動していたと他の患者からの情報	・他の患者が情報として教えてくださるようになった。	
・床頭台の醤油はいつの間にかなくなっていた	・家族からも食事指導に協力を得られるようになった。	
・学生不在時に筋トレ表を見て両上下肢を動かしている		
・トイレ歩行は自分で手すりにつかまり歩行している	・誰の手も借りずに歩行できた。ふらつきはベッドから降りるときに見られた程度。	・ふらつきの観察
・入浴介助	・入浴は喜んで準備し，介助なしに洗えるようになった。	・身体の洗い方の変化の観察
・学生が指導しての筋トレ実施	・両上下肢で決めた数の運動を実施。	・実施状況の記録

(つづく)

表 2-6 実習内容の整理の例（つづき）

実習内容・観察内容	患者情報・記録	アドバイス
12 日目		
・ベッド上は自分で片付ける	・ちり紙も自分でくずかごを探して入れるようになった。	
・「お菓子を食べたい」と言っても「糖尿病だから」と黙ってしまう	・間食は我慢できるようになった。	
・学生が不在でも筋トレを行っている	・筋トレは自分で行っている。	
・トイレ歩行	・ふらつきもなくなり手すりもあまり触らなくなった。	・足の運び方の観察
・本人からの会話が増えた	・以前は学生から問いかけることが多かったが，患者から声をかけてくれるようになった。	
13 日目［学内日・実習成果/実習結果の整理］		
・患者の成果が見えてきている内容に焦点を絞り整理する	・筋トレの経過 ・トイレ歩行のふらつき ・廊下 2 往復の目標は未達成 ・患者からの会話増加	・実習最終日に廊下を 2 往復できるよう，目標を整理し，無理なく進める
14 日目		
・廊下の散歩をすすめる	・午前中に手すりを触らずゆっくり往復でき，疲れた表情もない。	・意欲，表情の観察
・ベッド周囲の片付けができてきた	・自分できれいに片付けられるようになった。	
・午後屋上の散歩をすすめた	・エレベーターで昇るが，屋上ではうれしそうにさわやかな笑顔が見られた。ふらつきもなくのんびりした様子が見られ，鳩に餌を与えている。	・歩行の様子，表情の観察
・隣の面会者のお菓子の包みをチラッと見ていた。	・お菓子はやはり食べたそうな雰囲気を感じる。	
15 日目［実習最終日］		
・患者さん何となく落ち着かない	・しきりに「楽しかった」と言う。	
・「売店に買い物に行きたい」と，希望がでる。お菓子は買わないと約束する	・お菓子を見て「食べたいねー」と言うが，「僕は食べてはいけないのだよね」と自分に言い聞かせている。	・自分に言い聞かせている様子の観察
・入浴介助	・入浴は倒れたら困るので介助するが，自分でしっかり洗えている。	・自分の力で行うことができた結果を記録する
・実習最後の挨拶	・患者より「一緒に励ましてもらったので頑張ることができた」と，感謝の言葉をいただいた。	

4. 援助の内容や患者の変化に着目する

続いて，3 週間(15 日間)の実習期間中に行った援助の内容と，それによって患者がどのように変化していったかを整理してみましょう。1 週間ごとに区切って整理した内容の例を**表 2-7** に示します。

整理を進めていくと，患者の変化がなんとなく見えてきたのではないでしょうか。毎日大変な思いをし，工夫をこらして患者に実施した援助の結果をはっきりさせるために，こうして記録物の山から要点を取り出し，整理する作業を行っていきます。

要点を取り出せたところで，さらに内容別に番号(アルファベット)を付けて，関連性を示してみましょう。**表 2-7** では，次の 4 つの内容で分類しました。

A ベッド上の整理整頓に関する内容
B 疾患(糖尿病)に関連する内容
C トイレ歩行に関連する内容
D 筋力アップに関連する内容(散歩，買い物は筋力アップしたことにより行われたのでDに含めた)

なお，表中で「？」となっている箇所(第 3 週 月曜日と金曜日のA)は，実習記録に記載がないため抽出できなかったことを表しています。

さて，作成した表(**表 2-6，2-7**)は，実践した本人が読めば内容を理解できますが，実際にその場にいなかった人には理解できないところも出てきます。そこで，誰が見てもわかるような形で結果を示す必要があります。

5. 結果をまとめる

結果には，実習中援助した内容によって患者が変化したことを示します。

ケーススタディに取り組むとき，計画書を作成しました。そのとき挙げていたテーマに関連した援助や患者の変化は整理した内容の中に表れているでしょうか。ひょっとすると，まとめることのできるテーマが，この段階で少し違ってきているかもしれません。

a どんな論点で整理するかを考える

まずはもう一度，**表 2-7** の内容を確認してみましょう。この中の「B疾患(糖尿病)に関連する内容」について，その流れを追ってみてください。どのような援助を行っているでしょうか。ここでは，具体的に糖尿病のパンフレットなどを作成したり，食

表2-7 実施した援助内容と患者の変化

月	火	木	金
第1週			
	・患者は自分から動かないA ・看護師の筋力アップ計画は何も行っていないD	・ベッド上は散らかっているA ・糖尿病を意識していないB	・散らかっているA ・お菓子を食べているB ・歩行は手すりに触りながら歩くC
第2週			
・散らかっているA ・机の上に醤油とミカンがあるB ・トイレ歩行ふらつくC ・筋トレの説明，面倒くさそうに興味示さないD	・少しきれいA ・醤油を片付けてはダメと言う。食事制限は知っていると言うB ・トイレ歩行ふらつくC ・関心を示さず嫌がるD	・ベッド上乱雑A ・お菓子の残りがあるB ・トイレ歩行ふらつくC ・「筋力アップ表」貼る。渋々したがうD	・散らかっているA ・同室者に糖尿病食の協力を依頼B ・トイレ歩行ふらつき，自分で立て直すC ・両上下肢の筋トレ介助行うD
第3週			
・？　A ・お菓子食べていないB ・トイレ手すりをつたい歩く。ベッドから降りるときふらつきありC ・家族と表をみて運動するD	・自分で片付けるA ・糖尿病だからと自分に言い聞かせるB ・トイレ歩行ふらつきなし。手すりも触らないC ・1人で表をみて運動しているD	・自分で片付けるA ・我慢している様子B ・手すりを触らずゆっくり歩行C ・屋上に散歩，鳩に餌をやるD	・？　A ・売店で「食べたいね」と言うB ・ふらつきなくしっかり歩くC ・売店まで買い物，ふらつきなく歩くD

事指導を実施したりはしていませんね。同じ病室内の患者に協力依頼するといったことは，普段の看護ケアでも当たり前のように行われており，これをケーススタディとしてまとめるのはちょっと難しいかもしれません。では，その他の項目はどうでしょうか？　「Aベッド上の整理整頓」「Cトイレ歩行」「D筋力アップ」の3項目は，うまい具合に移動動作に関連していますね。それに伴って，患者の変化も見られます。そこで，今回は「移動動作」に論点を絞り，この3点に着目して整理してみることにしましょう。

「B疾患（糖尿病）に関連する内容」は，残念ですが潔く切り捨てましょう。情報が集められなかったり，援助ができなかった中途半端な内容を無理に入れると，かえって論点がボヤけてしまいます。はじめてケーススタディや研究に取り組むと，自分が行ったことすべてを盛り込みたくなるものですが，余分な内容は含めず，思い切って絞り込みましょう。これは，すっきりとした理解しやすい報告にまとめるうえで，最

表 2-8 患者の筋力アップにつながる援助やトレーニングとその経過

日数の経過(日)	1	2	3	4	5	6	7	8	9	10	11
ベッド上の整理(ゴミの散乱)	+	+	+	+	+	+	+		−	−	−
トイレ歩行(ふらつき)	+	+	+	+	+	+	+	+	−	−	−
両上下肢の運動(実施の有無)	−	−	−	−	−	+	+	+	+	+	+

(実習期間のうち，援助を実施した 11 日間を抽出し示した)

も大切なことです。

b 患者の変化を図表でわかりやすく示す

毎日，患者がどのように変化していったのか，もうひと工夫してひと目で理解できるように(+)と(−)を使い整理してみましょう。行った項目別にみると，「ベッド上の整理」「トイレ歩行のふらつき」「両上下肢の運動」が「患者の筋力アップ」とよく関連しており，1 日目の受け持ち時と最終日の 11 日目の患者の変化の差がはっきり見えています(**表 2-8**)。また，その間の経過も明瞭です。11 日間の経過を(+)(−)で表現したことにより，実習期間中，患者のために工夫し行った援助内容を「筋力アップ」という成果に結びつけて表すことができました。このように，自分が行った援助内容がシンプルに結果の図表として表せると，考察に結び付けやすくなります。そのため，できる限り図や表を作成するようにしましょう。

6. 考察してみよう

先ほどまとめた結果を確認してみましょう。歩行時にふらつきが見られた患者が，自らトレーニングをして筋力アップを図り，しっかりと歩けるようになりました。それと同時に，ベッド上の整理整頓も行うようになったという結果です。

さて，この患者は何に影響されて自分からトレーニングをするようになったのでしょうか？　また，ふらつきは病気から生じたものだったのでしょうか？　なぜ，このような結果になったのか，その原因を探る必要があります。

そのためには，この 3 週間の自分と患者との関係について，記憶と記録(頭の中に残された，その時々の患者の声の調子や表情，作成したさまざまな記録を含めて)を総動員して考えてみることです。それが考察になります。

考察には自分の考え方が顕著に表れますから，一番まとめるのが難しい部分だと思います。さらに，結果として図表に示した内容から自分の考えを一般化して表すためには，参考文献を十分に活用することが必要になります。たとえば，今回の自分の考えたことを，以前に他の人も考えていたということが示せると，結果についての根拠がはっきりしてきます。

5 ケーススタディのまとめ方と発表

1. ケーススタディの一般的な構成

ケーススタディは，一般的に**表 2-9** のような構成でまとめます。

表 2-9 ケーススタディ（研究論文）の一般的な構成

	論文形式	書き方のポイント
	タイトル （標題）	・読者がその論文を読んでみようと興味を持たせるタイトルを考える。 ・ひとめで内容が判別できる，検索の手がかりとなる短い文にまとめる。 ・タイトルの 3 条件……簡潔である（25 字以内が望ましい）/キーワードが含まれている/内容を正しく表し，強調点が表現されている
Ⅰ	はじめに	・ケーススタディとしてまとめようと思った動機を書く（受け持ち患者の看護ケア時に感じたこと，失敗したこと，患者から感謝の言葉が聴かれて感動したことなど）。 ・他の理論家などの文献，また，先行研究の文献を引用しながら，自分の感じたことの正当性を立証する。
Ⅱ	目的	・なぜこのケーススタディ（研究）に取り組んだのかを表す。 ・タイトルの中に入っている目的にさらに説明を加え，明らかにする。 ・目的と動機は表裏一体であるが，報告の意図をはっきりさせる。
Ⅲ	方法	1）（研究）期間……実習期間 2）（研究）場所……実習場所 （特定できないように A 病院 A 病棟のように書く） 3）（研究）対象……事例紹介の個人名は「○○○子」年齢・性別・病名 ・入院に至った経過 ・受け持ってからの経過 ・看護の必要性を判断するための必要な情報を押さえる 4）研究デザイン……事例研究・質的研究・調査研究・文献研究であることを表現する 5）データ収集方法……臨地実習記録・プロセスレコード・食事指導記録・母親学級記録・家庭訪問記録・リハビリテーション参加観察記録などの記録用紙の内容を収集方法として記載する 6）データ整理・分析方法……収集したデータの整理の仕方（図表など）と，どのような項目を使用して分析を行うのか，計画の時点で考えられる分析の視点を記述する。 例：〔**表 2-6**，**表 2-7**（p.41～46）の内容を**表 2-8**（p.47）の形で示した場合〕患者に有効であった筋力アップとトレーニングを，日程の変化で分析する。
Ⅳ	倫理的配慮	学校・施設によって書き方に規定があるので，それを参考に記述する。 例：本研究は，○○大学「看護学部実習要項○○年度」「臨地実習協力依頼書」により教育研究以外の目的には使用しないこと，個人情報が特定できないように保護することに基づいて「倫理的配慮」のうえ実施している。

（つづく）

表2-9 ケーススタディ(研究論文)の一般的な構成(つづき)

	論文形式	書き方のポイント
Ⅴ	結果	・結果は必ず図・表に示してわかりやすく作成する。 ・患者に計画どおりのケアを行った結果，どう変化したのかを示す。 ・個別性に合わせた実践の創意工夫など ※結果には解釈を加えず，データ，記録内容をそのまま表現する。
Ⅵ	考察	・目的に基づいて，得られた結果について考察する。 ・論理的に考察する。 ・説明を補強する文献があれば引用し，結果や自分の考察の根拠を説明する(飛躍しないこと，客観的であることに注意する)。
Ⅶ	結論	・結果で得られたことと，考察した内容を，要点を踏まえて短く3行ぐらいにまとめる。 ・タイトル・目的・結果・考察が一貫していることが必要である。
Ⅷ	おわりに(結語)	・残された(まだ明らかになっていない)課題や，今回のケーススタディ(研究)の限界・反省点などを記載する。 ・謝辞として，協力や支援のあった人・団体への感謝の言葉を添えることもある。学校で行うケーススタディの場合は必要ない。
Ⅸ	引用・参考文献	・ケーススタディ(研究)をまとめるにあたって引用したり，参考にした文献を一覧にまとめる。 (記載方法の例) 書籍……著者名：書名，版数．発行所，発行年． 論文……著者名：論文名．雑誌名，巻(号)，ページ数，発行年．
	図・表	表……上部に見出しをつけ，論文内で通し番号をつける。 図……下部に見出しをつけ，論文内で通し番号をつける。

2. 書き方の注意点

a 書き方の順番

冒頭(タイトルやはじめに)から順に書き始めるのは，内容の一貫性を持たせるうえで不向きです。「結果」は一番明らかなものであり，変えようのないことですので，ここから書きはじめるとよいでしょう。その後，考察→目的→方法→問題(動機)……の順に書くとまとめやすくなります。これは，ケーススタディだけでなく，研究論文を書くときにも使える手順です。

b 結果の図や表を先に作る

ケーススタディをまとめるときには，はじめに患者にケアを行った結果(患者の変化)についての図や表を作成します。文章にまとめる前に，必ず図や表を作って，変化を視覚的にとらえられるようにしましょう。作成した図や表をみながら，論文として文章で表現していきます。

「結果」の文章表現には解釈を加えず，図・表の数字などを読み取り「……であった」というように簡潔に書いていきます。ここで解釈を加えてしまうと，あとに続く「考察」が書けなくなります。

Tips

原稿用紙の使い方を思い出そう

文章を書くときは，原稿用紙の使い方を思い出して書きましょう。

- 段落の初めは 1 字あけて（1 字下げて）書きはじめましょう。
- 1 文は 3 行以内に「。」が来るようにする。1 文が 4 行を超えると，長すぎてまとまりがなく，主語と述語のつながりがわかりづらくなります。読み返して，何を言っているかわからないときは，1 文が長すぎることが多いです。
- 1 つのことを説明する場合，できるだけ 3 つの段落に分けて書くことを心がけましょう。
- 接続詞を上手に使いましょう。「そして」や「また」は乱用を避けましょう。

代表的な接続詞とその意味

意味	接続詞
原因・理由	そこで，それゆえ，したがって，ゆえに
前の事柄を逆に示す	しかし，ところが，だが，しかしながら，が，
2 つのことがらを並列に説明	また，そして，それから，ならびに，および
前のことがらに追加	それに，さらに，なお，かつ，また，
どちらかを選択	それとも，あるいは，または，もしくは
前のことがらを説明	なぜなら，つまり，例えば，ただし

3. 研究発表会や学会に出してみよう

ケーススタディを行ったら，研究発表会などで発表する機会もあると思います。ここでは，卒業後にも参考になるように，学会への投稿も含めて説明します。

タイトル　（文字は大きめに書く）

キーワード（5つくらい入れる）

学年　学籍番号　氏名

［目的］（研究動機を含む）

［方法］（研究期間・研究場所・研究対象・研究方法）

［結果］（図・表は抄録と別に）

［考察］（タイトル・目的・結果・考察と一貫している）

［結論］（結果・考察の要約を短く）

図2-2 抄録の書式例

a 抄録のまとめ方

本文を書き終えたら，必ず「アブストラクト（抄録）」を書きます。学校や施設，あるいは学会によってそれぞれ抄録の書き方に指定がありますので，その指示にしたがってください。たとえば，文字数や文字の字体，文字のポイント数（大きさ），余白の基準，1段組か2段組か，などを確認してください。

図2-2に一般的な抄録の書式（フォーマット）を示しますので，参考にしてください。

b 学会投稿と査読

ここでは，日本看護協会による日本看護学会へ投稿する場合を例にして説明します。

①投稿（応募）規定にしたがい，締め切りに間に合うように抄録を作成して応募します。2018年現在，すべて日本看護協会のホームページから投稿することになっています。

②同学会にはたくさんの論文が投稿されますので，すべての人の発表を受け入れることはできません。そこで，学会の主旨に基づいている内容か，看護界の発展にメリットがあるものかどうかを査読委員会で検討します。

［査読の基準の例］

- 応募内容が規定に沿っているか
- 応募チェックリストの項目を満たしているか
- 抄録の内容に一貫性があるか（タイトル・目的・方法・結果・考察・結論）

抄録に不明確な点があれば，査読委員（査読者）による審査コメントが加えられ，投稿者に返却されます。

[査読の結果と対応]

- 採択……査読者からのコメントは入らない
- 不採択……査読者からのコメントは入らない
- コメントを修正し再提出……修正して欲しい部分に査読者のコメントが書かれている。そのコメントに沿って締め切りまでに内容を修正し，再度提出する。

Tips

再提出時の修正はコメントに沿って書くとよい

再提出の際は，1 つひとつのコメントについて，どのように修正したかを対比させて修正箇所が明確になるように書きましょう。抄録を書き直して送っただけでは，どこを修正したのかが査読者にはわかりません。対比の表を作成し，修正した抄録とともに送ると，修正箇所と内容がわかりやすくなります。

査読者コメント	修正箇所
Q1・・・・・・・・・・	Q1・・・・・
Q2・・・・・・・・・・	Q2・・・・・・・・・・
Q3・・・・・・・・・・	Q3・・・・・・・・・・

c 発表形式の種類と資料のまとめ方

学内での発表では，抄録を作成し，発表そのものはパソコンを使った口頭でのプレゼンテーションの場合が多いと思います。一方，学会発表では主に，口演(口頭)での発表と，示説(ポスター)発表の 2 種類があります。

Tips

パワーポイント(PowerPoint)スライドの作成方法

- 文字の基礎知識……「明朝体」は長文向き　「**ゴシック体**」は見る文字
- 言葉のかたまりを意識して改行する
- 見出しや表の項目は短い言葉で書き少し広くする
- 行間の基礎知識……1.1〜1.3 倍程度の設定が読みやすい
- 一画面の行数は 6 行くらいまでが読みやすい
- 目線の流れを考えて作成……左上のコーナーから右下のコーナーに目線は流れる

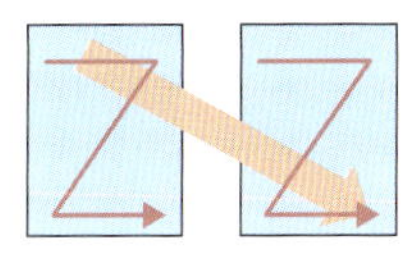

- 背景の色と文字の色との色バランスを考える

[口演発表]

口演発表は，発表の持ち時間が5分・7分・10分などと決められていますので，決められた時間内で発表できるように発表用の原稿を準備し，実際に声に出して発表練習をしておく必要があります。

Tips

発表の練習

- 緊張すると早口になるので，ゆっくりと
- 話す言葉のメリハリをつけて，主語・語尾ははっきりと
- 友人やチームメイトの前で練習し，評価をしてもらう
- 想定質問をいくつか考えて，その答え方を練習しておく

[示説(ポスター)発表]

示説発表は，1枚の紙(または布)のポスターに研究の内容をまとめ，掲示します。ポスターを読みやすく，わかりやすく作成する必要があります。また，ポスターを貼るボードのサイズによっても作成方法や掲示の順番を考える必要があります。

[質問時の答え方]

口演発表，示説発表どちらの場合も，発表の時間の最後に質疑応答の時間が設けられていることがほとんどです。質問を受けた場合には次の点に気をつけて回答しましょう。

- 質問してくださった方にお礼を言う
- 2〜3個まとめて質問があった場合，回答もれのないようにメモを取り，まず質問者に質問内容を確認する
- 質問内容に，対応するパワーポイントなどの資料を出して説明する

Tips

COI(利益相反)

学会などでの発表の際に，「本研究のCOIはありません」といった文言が提示されることがあります。COI(conflict of interest，利益相反)とは，簡単にいうと「これから示す(発表する)研究は外部との利益関係があるのかどうか」です。企業などの学外組織(特に営利団体)と共同研究を行っている場合には，該当するCOIについて明らかにしておく必要があります。学内で行うケーススタディや研究では意識されることは少ない言葉ですが，研究で用いる語として覚えておくとよいでしょう。

文献

・Byrne, ML.，他／小島操子，他(訳)：看護の研究・実践のための基本概念．医学書院，1984.
・ドナ・ディアー／小島通代，他(訳)：看護研究――ケアの場で行うための方法論．日本看護協会出版会，1984.
・古橋洋子：基本がわかる 看護研究ビギナーズ NOTE．学研メディカル秀潤社，2011.
・古橋洋子(監修)：すぐに役立つ実践スタンダードケアプラン――電子カルテ対応！ 症状別看護パス．学研メディカル秀潤社，2013.
・古橋洋子(編)：看護教員ハンドブック．医学書院，2013.
・古橋洋子(編)：看護師長ハンドブック．医学書院，2017.
・古橋洋子(編)：はじめて学ぶ看護過程．医学書院，2017.
・Judith Garrard／安部陽子(訳)：看護研究のための文献レビュー――マトリックス方式．医学書院，2012.
・B. G. Glaser，他／木下康仁(訳)：死のアウェアネス理論と看護――死の認識と終末期ケア．医学書院，1988.
・B. G. グレイザー，他／後藤 隆，他(訳)：データ対話型理論の発見――調査からいかに理論をうみだすか．新曜社，1996.
・萩野達也，他(監)：Web リテラシー――ウェブの仕事力が上がる標準ガイドブック 1 第 3 版．ボーンデジタル，2015.
・ホロウェイ・ウィーラー，他／野口美和子(監訳)：ナースのための質的研究入門――研究方法から論文作成まで 第 2 版．医学書院，2006.
・川口孝泰：看護研究ガイドマップ．医学書院，2002.
・川喜田二郎：続・発想法――KJ 法の展開と応用．中央公論新社，1970.
・川喜田二郎：発想法――創造性開発のために 改版．中央公論新社，2017.
・萱間真美：質的研究実践ノート――研究プロセスを進める clue とポイント．医学書院，2007.
・萱間真美，他：特集 査読者の視点を学ぶ――質的研究論文のための査読セミナーから．看護研究 51(1)：1-63，2018.
・数間恵子，他：看護研究のすすめ方・よみ方・つかい方 第 2 版．日本看護協会出版会，1997.
・松木光子(編)：看護倫理学――看護実践における倫理的基盤．ヌーヴェルヒロカワ，2010.
・水野節夫：(現代社会学叢書)事例分析への挑戦――'個人' 現象への事例媒介的アプローチの試み．東信堂，2000.
・文部科学省，厚生労働省：保健師，助産師，看護師等の人材確保の促進に関する法律の一部を改正する法律(平成 21 年法律第七十八号)．http://www.mext.go.jp/b_menu/hakusho/nc/attach/1282565.htm (2018 年 9 月 14 日最終アクセス)
・二通信子，他：留学生と日本人学生のためのレポート・論文ハンドブック．東京大学出版会，2009.
・野中廣志：(Q & A ブックス)看護研究 Q & A――研究がうまくいかないあなたに．照林社，2000.
・小笠原知枝，他(編)：これからの看護研究――基礎と応用 第 3 版．ヌーヴェルヒロカワ，2012.
・緒方 昭：看護統計学への招待 改訂 4 版．金芳堂，2013.
・大野 晋：日本語練習帳．岩波書店，1999.
・D. F. ポーリット，他／近藤潤子(監訳)：看護研究――原理と方法 第 2 版．医学書院，2010.
・Janice M. Roper，他／麻原きよみ，他(訳)：(看護における質的研究 1)エスノグラフィー．日本看護協会出版会，2003.
・坂下玲子，他：(系統看護学講座 別巻)看護研究．医学書院，2016.
・戈木クレイグヒル滋子：グラウンデッド・セオリー・アプローチ――理論を生み出すまで 改訂版．新曜社，2016.
・戈木クレイグヒル滋子：質的研究方法ゼミナール――グラウンデッド・セオリー・アプローチを学ぶ 第 2 版．医学書院，2013.
・佐藤郁哉：(ワードマップ)フィールドワーク――書を持って街へ出よう 増訂版．新曜社，2006.
・白佐俊憲：研究の進め方・まとめ方――学生・初心者のためのガイド．川島書店，1980.
・高木廣文：質的研究を科学する．医学書院，2010.
・田久浩志，他：看護研究なんかこわくない――計画立案から文章作成まで 第 2 版．医学書院，2004.
・上野栄一：看護研究コンパクトガイド．医学書院，2002.
・S・ヴォーン，他／井上 理，他(訳)：グループ・インタビューの技法．慶應義塾大学出版会，1999.
・Mabel A. Wandelt／海老名洸子，他(訳)：看護研究の手びき――卒後教育のために．医学書院，1976.
・ホーリー・スコドル ウィルソン，他／浜畑章子，他(訳)：看護研究ワークブック――基礎からの実力養成 96 課題．医学書院，2001.

・山本則子，他：グラウンデッド・セオリー法を用いた看護研究のプロセス．文光堂，2002.
・山本則子，他：特集　事例研究をどううみだすか――事例がもたらす知の可能性．看護研究 50(5)：405-475, 2017.
・山本　力，他(編)：心理療法家のための「事例研究」の進め方．北大路書房，2001.

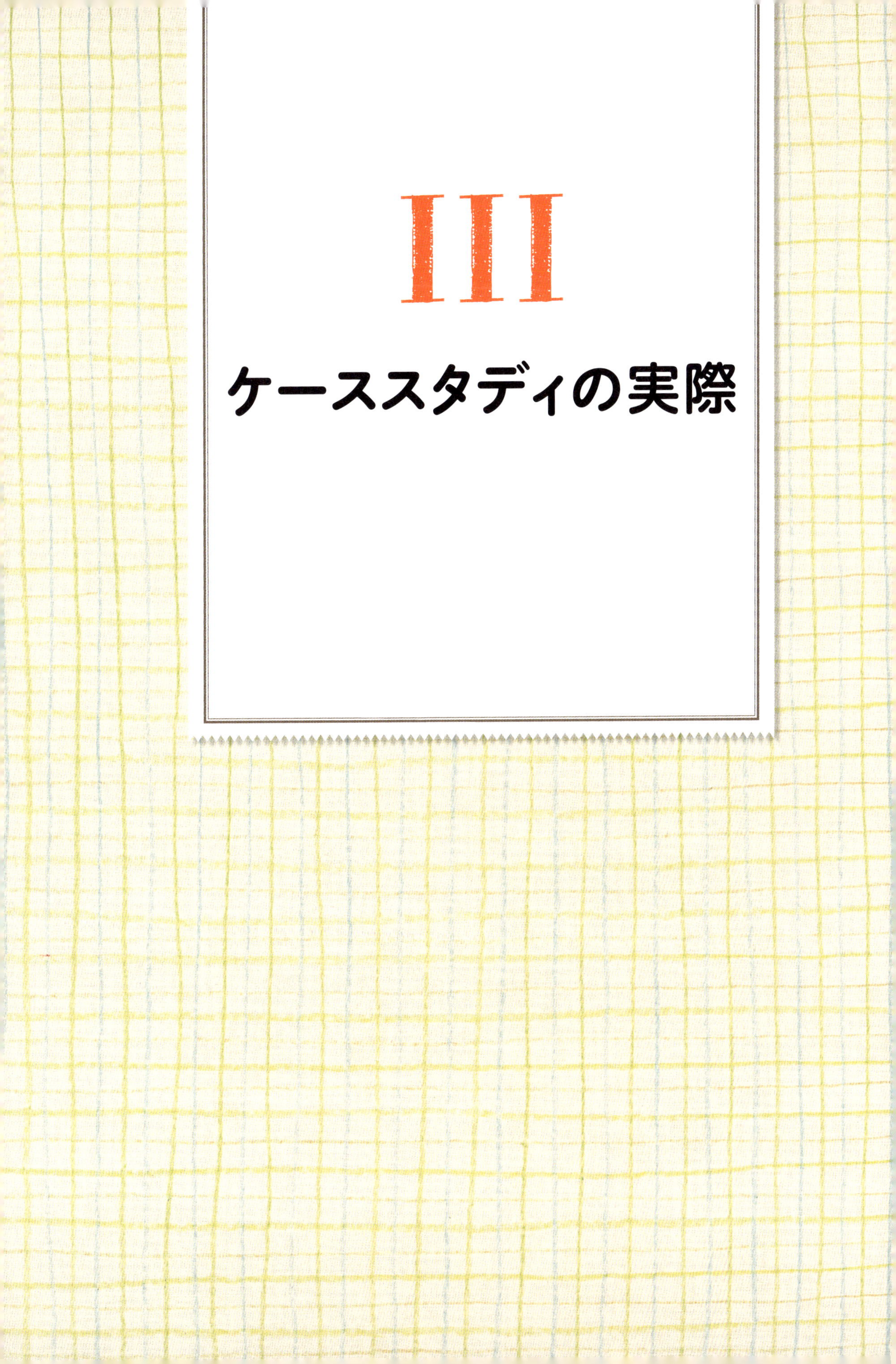

III

ケーススタディの実際

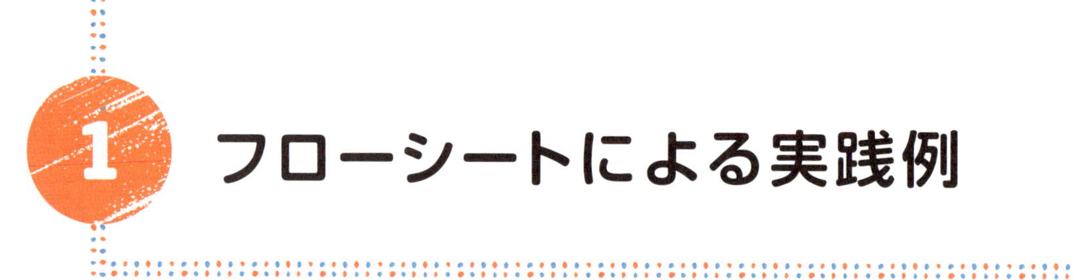

1 フローシートによる実践例

1. フローシート(経過一覧表)とは

フローシート(flow sheet，経過一覧表)は，ルーチンのケア，アセスメント，特定の問題の経過等について，項目を設定し，図や記号などで簡潔に状況を記載するもの(日本看護協会，2005)です。実習記録にも「体温表」などと名称は違っても同様の記録用紙があるはずです。

一般的には，A4判の用紙1枚で1週間の記録ができる表で，上半分には体温，脈拍数，血圧，呼吸回数といったバイタルサインの測定結果をグラフ化して記入します。下半分には，記録者が自由に項目を決めて，ケアの実施，症状の有無や程度について記号などを活用して簡潔に記述します(**図3-1**)。

たとえば，肺炎の患者を受け持った場合には，次のような項目ごとに評価基準を作成するとよいでしょう(**表3-1**)。日々実施したケアや症状について記号化して記録することで，患者の経過が一目でわかります。

2. フローシートを活用しやすい研究テーマ

ケーススタディにフローシートを活用する場合，身体的ケアに関するテーマがまとめやすいでしょう(**表3-2**)。実施したケアと身体症状などについて評価基準を用いて記載することで，経過を把握できます。

一方，精神的ケアに関するテーマにフローシートは向いていません。精神的ケアでは，患者の訴えや表情の情報が重要になります。それらの情報をフローシートの小さな“ます”に記号化して表現することは難しいためです。

3. フローシートによるケーススタディのまとめ方・整理の仕方の実際

ケーススタディは，①目的の絞り込み，②方法，③結果，④考察，⑤まとめの構成で記述します。

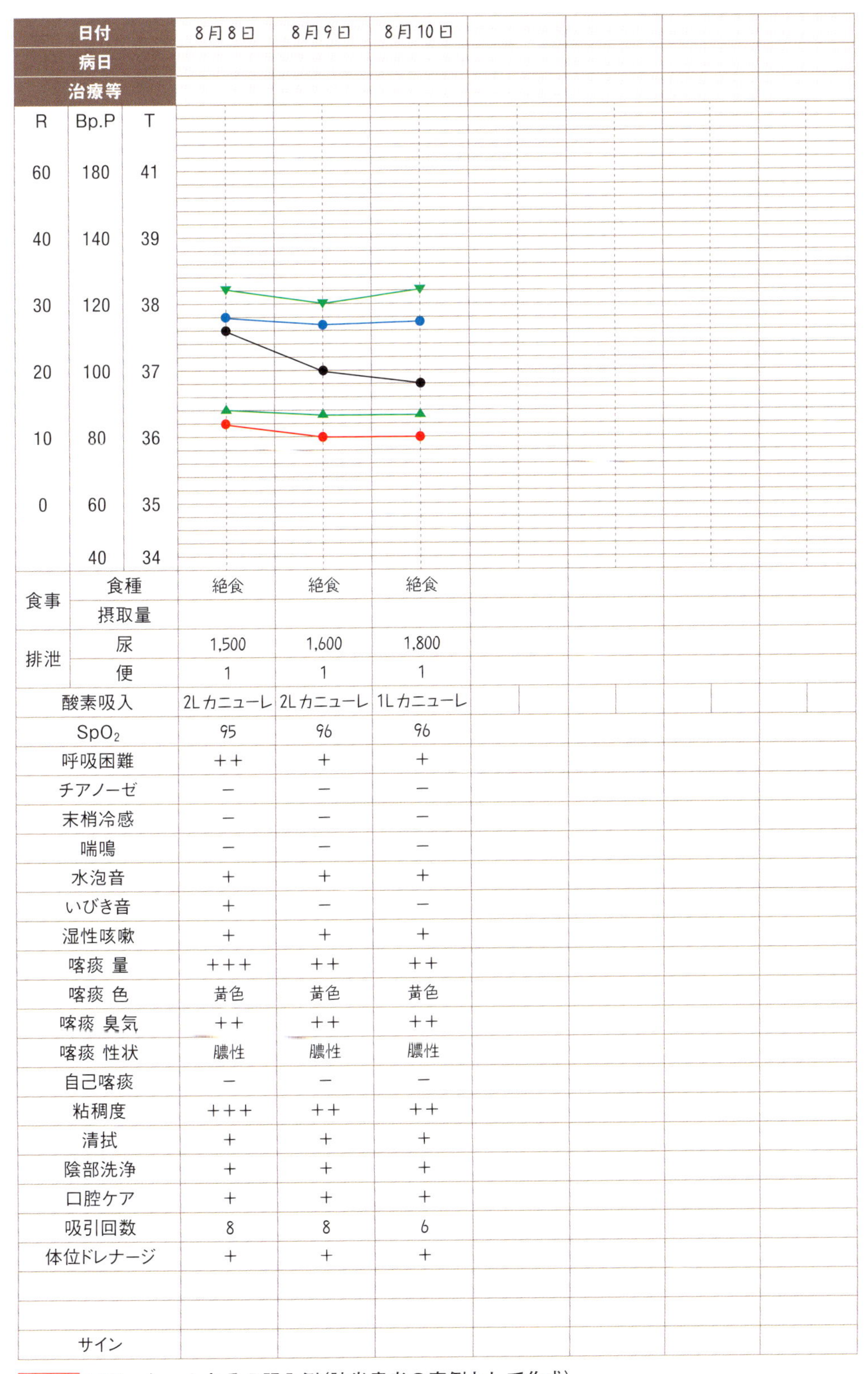

日付		8月8日	8月9日	8月10日				
病日								
治療等								
食事	食種	絶食	絶食	絶食				
	摂取量							
排泄	尿	1,500	1,600	1,800				
	便	1	1	1				
酸素吸入		2L カニューレ	2L カニューレ	1L カニューレ				
SpO_2		95	96	96				
呼吸困難		＋＋	＋	＋				
チアノーゼ		−	−	−				
末梢冷感		−	−	−				
喘鳴		−	−	−				
水泡音		＋	＋	＋				
いびき音		＋	−	−				
湿性咳嗽		＋	＋	＋				
喀痰 量		＋＋＋	＋＋	＋＋				
喀痰 色		黄色	黄色	黄色				
喀痰 臭気		＋＋	＋＋	＋＋				
喀痰 性状		膿性	膿性	膿性				
自己喀痰		−	−	−				
粘稠度		＋＋＋	＋＋	＋＋				
清拭		＋	＋	＋				
陰部洗浄		＋	＋	＋				
口腔ケア		＋	＋	＋				
吸引回数		8	8	6				
体位ドレナージ		＋	＋	＋				
サイン								

図 3-1 フローシートとその記入例(肺炎患者の事例として作成)

表 3-1 肺炎の患者を受け持った場合の項目の記載例と評価基準

項目		評価基準			
SpO_2		測定し記載			
呼吸困難		−(なし)	+(軽度)	++(強い)	
チアノーゼ		−(なし)	+(軽度)	++(強い)	
喘鳴		−(なし)	+(あり)		
水泡音		−(なし)	+(あり)		
いびき音		−(なし)	+(あり)		
湿性咳嗽		−(なし)	+(あり)		
喀痰	量	−(なし)	+(少量)	++(中等量)	+++(多量)
	色	白色，黄色，緑色，淡血色，淡茶色			
	臭気	−(なし)	+(軽度)	++(強い)	
	性状	泡沫性，漿液性，粘液性，膿性，血性			
	粘稠度	+(低)	++(中)	+++(高)	
清拭		−(未実施)	+(実施)		
陰部洗浄		−(未実施)	+(実施)		
口腔ケア		−(未実施)	+(実施)		
吸引回数		実施した回数を記入			
酸素吸入		流量を確認して記載			
体位ドレナージ		−(未実施)	+(実施)		

秋庭由佳：症状からの具体的アセスメント 10 咳嗽・喀痰．古橋洋子(監修)：すぐに役立つ実践スタンダードケアプラン，pp44-47，学研メディカル秀潤社，2013．を改変し引用

ここからは，高齢者の口腔ケアをテーマとしたケーススタディを例に説明していきます。

[事前学習(文献検討)]

ケアの目的やケア方法とその効果，評価方法については，実習以前に授業で使用したテキストや資料，先行文献を使って調べておきましょう。例えば『日本看護学会論文集』には，臨床看護師が患者を対象にケアを実施し，その効果について評価した文献が多数掲載されていますので参考にしてください。

実習が終わってから「こんなケア方法があった」「この観察が不足していた」となっても，やり直しはできません。可能であれば実習記録の他にケーススタディ用のフローシートを準備しておくと，観察もれを防ぐことができます。

今回のテーマで事前学習(文献検討)をしておくとよい内容は以下の 4 つです。

- 高齢者の口腔ケアの目的
- 口腔ケアの方法

表3-2 フローシートを活用しやすいテーマと領域実習別の着眼点の例

実習	疾患および着眼点	
成人看護学実習	乳房切除術後のリハビリテーション	手術の影響で肩関節が突っ張ったり痛んだりして，意識的に運動を制限してしまい，動かさずにいると関節可動域が狭くなり，服を着る，髪をとかすなどの日常生活動作に不便が生じることがあります。リハビリテーション(リハビリ)の内容と効果，肩関節の関節可動域の変化などをまとめることができます。
	術後の疼痛を訴える患者の看護	術後は早期離床を必要としますが，創痛も強く簡単に歩けるものではありません。疼痛緩和の方法と効果，疼痛レベル，離床の状況の変化などをまとめることができます。
	浮腫のある患者の看護	下腿に浮腫が生じると体動困難となり，日常生活動作が低下しやすくなります。体位の工夫や足浴などで一時的にでも患者が安楽を得られれば，患者の日常生活動作によい影響を与えることができます。薬物・食事療法だけでなく，浮腫軽減や安楽を守るためのケアの内容とその効果，日常生活動作の変化などをまとめることができます。
老年看護学実習	寝たきりの患者の看護	関節可動域訓練や毎日の歩行訓練など，理学療法士だけでなく看護師も，患者に合わせたさまざまなリハビリを行います。実施したリハビリの内容と効果，関節可動域や歩行距離の変化などをまとめることができます。
	絶食中の患者の看護	絶食中の患者への口腔ケアは，経口摂取可能な患者以上に重要です。実施した口腔ケアの内容と効果，口腔内の状態の経過などをまとめることができます。
	肺炎患者の看護	高齢者など咳嗽が効果的に行えない場合，体位ドレナージやスクイージング，必要に応じて吸引など，排痰をうながすケアが重要です。実施した排痰をうながすケアの内容と効果，排痰の状況，肺炎の随伴症状の経過などをまとめることができます。

- 口腔ケアの効果
- 評価方法

事前学習の例

高齢者の口腔ケアの目的

高齢者では，嚥下反射・咳嗽反射の低下による誤嚥の危険性が高い。誤嚥性肺炎の予防のためにも，日常的・予防的な口腔ケアにより口腔内の細菌を減少させることが重要である(茂野ら，2013)。

口腔ケアの方法

- 手順書を作成して，手順に沿った口腔ケアを1回/日，午前中に実施し，就寝前にガーゼとスポンジブラシで口腔ケアを実施・継続することで，口腔内環境の改善傾向がみられた(伊勢野ら，2013)。

- 保湿剤を使用することで，乾燥した剝離上皮や喀痰を軟化・除去することができ，保湿は口腔内の清潔保持に有効であった(青山ら，2014)。

口腔ケアの効果

- 意識障害のある経管栄養患者に口腔ケアを継続することで，舌苔・口臭が改善した。口腔ケアの継続と口腔内の保湿が口腔清潔保持に効果があった(若松ら，2012)。
- 口腔ケアは口腔環境の快適性を確保するだけではなく，口腔機能を維持・回復させて，患者のQOLを向上させる。誤嚥性肺炎の予防，栄養状態の維持などにも有効である(村松，2012)。

評価方法

先行研究で使用している評価項目，指標を参考にします。

a 目的の絞り込み

高齢者に口腔ケアを行う目的は，口腔内の清潔を保つことだけでなく，口腔機能や免疫力を高め，誤嚥性肺炎を予防することがあります。口腔内には常に細菌が存在し，唾液分泌量が減少すると，自浄作用が低下し細菌が繁殖しやすくなります。そのため，経管栄養中など食事を経口摂取できない患者は，口腔への刺激がなくなり唾液分泌量が減少して，誤嚥性肺炎を起こすリスクが高まります。そこで，今回のケーススタディの対象者を「経管栄養中の患者」としました。

口腔ケアの効果には，目的として挙げた「口腔機能や免疫力を高めるとともに，う蝕・歯周病・呼吸器感染を予防する」だけでなく，「QOLの向上，栄養状態の維持」などもあります。しかし，限られた実習期間内でこれらを評価することは難しく，また，患者の主な疾患，それに対する治療，日常生活動作の自立度など，影響する要因が複数考えられます。そのため，ケーススタディとしてそれらをもとに口腔ケアの効果をまとめるのは難しくなります。そこで今回は，「口腔内にもたらす効果」に絞ってまとめることにします。

- **目的**：経管栄養中の患者にスポンジブラシと保湿剤を使用した口腔ケアが，口腔内にもたらす効果について明らかにする。

b 方法

[事例紹介]

ケーススタディを読む人が，対象となる患者をイメージできるように短く記述します。

[データ収集方法]

研究目的は，経管栄養中の患者にスポンジブラシと保湿剤を使用した口腔ケアが口腔内にもたらす効果を明らかにすることですので，「口腔内にもたらす効果」を客観的なデータとしてどのように測定するかを考えましょう。今回は先行研究(伊勢野ら，2013)をもとに，3つの評価項目と評価基準を作成しました。

[ケア方法]

ケア方法は，毎回同じ方法で実施できるように手順，留意点を作成します。テーマによっては，夜勤の看護師にケアをお願いする場合もあります。誰が実施しても同じ方法で実施できるように計画しましょう。

すでに発表されている文献から，自分が実施可能な方法を選択するとよいでしょう。ケア方法の手順や手技が詳細に計画されているものは，そのまま取り入れることができます。また，考察で先行研究の結果と自分が行ったケアの結果を比較することも可能になります。今回は先行研究(伊勢野ら，2013；若松ら，2012)のケア方法を参考にしました。

[データ分析方法]

収集したデータをどのようにまとめるのか，事前に考えておきます。今回は，口腔状況の3つの評価項目についてデータをグラフ化し，経過を追って評価できるようにしました。

書き方の実例

方法

1）期間・場所：20XX年●月■日〜●月▲日・A特別養護老人ホーム

2）事例紹介

80歳代・男性，長期にわたって経管栄養を実施中，ベッド上での生活が中心である。自己喀痰が困難で吸引を必要とする日もあるが，声かけに反応があり，クローズドクエスチョンに対してうなずいたり，顔を横に振るなどして答えることができる。

3）データ収集方法：評価基準

口腔状況の評価項目は，(伊勢野ら，2013)の評価基準を参考に①口腔内乾燥，②舌苔，③口臭の3項目とし，それぞれの評価基準(**表3-a**)を作成した。1日1回9時のケア実施前に観察し，チェック表を用いて口腔状態を評価した。その他，吸引の有無，咳嗽反射の有無，咳嗽や痰の量・性状，バイタルサイン(VS)についても，午前9時を基準に観察しフローシートに記載した。

表 3-a 口腔状態の評価

口腔内乾燥	0	口腔内が湿潤している
	1	粘稠な唾液がみられ，口腔内がやや乾燥している
	2	唾液の分泌がほとんどなく，口腔内が乾燥している
	3	過度の乾燥がみられる
舌苔	0	舌苔がない
	1	舌苔が 1/2 未満の付着
	2	舌苔が 1/2 以上の付着
	3	舌苔が全体に積層
口臭	0	口臭なし
	1	口腔から 15 cm の位置で臭いと感じる
	2	口腔から 30 cm の位置で臭いと感じる
	3	口腔から 30 cm の位置で顔を背ける程度

4) 口腔ケア方法

口腔ケアの実施時刻は，9時と16時の2回/日とし，実施時間は5分程度とした。誤嚥を予防するため，仰臥位でヘッドアップ30°とし頸部を前屈させて実施した。口腔ケア手順は(伊勢野ら，2013，若松ら，2012)の方法を参考に以下のように実施した(**表 3-b**)。

表 3-b 口腔ケア実施手順

(1) 含嗽

①マウスウォッシュを付けたスポンジブラシを上唇・下唇にやさしく当てるようにし，口唇を湿らせる
②マウスウォッシュを付けたスポンジブラシで口腔粘膜を湿らせる

(2) スポンジブラシによるブラッシング

義歯を外し，以下の手順でスポンジブラシを回転させながらこする
①上側の歯茎(内側・外側)と頬粘膜と歯をこする
②下側の歯茎(内側・外側)と頬粘膜と歯をこする
③頬粘膜(頬筋)を伸ばすようにストレッチする
④上側の歯と歯茎の内側をこする
⑤口蓋粘膜を奥から手前に向かってこする
⑥口蓋を中央から外側に向かってこする
⑦下側の歯と歯茎の内側をこする
⑧舌を奥から手前に向かってこする
⑨舌の中央から外側に向かってこする
⑩舌の下面をこする
(注意事項)
・乾燥している場合は，粘膜を傷付け出血や感染を起こすことがあるため注意する
・舌苔が取れない場合は，力を入れて無理にこすって取ろうとしない

(3) 保湿ケア

1 cm 程度の保湿剤をとり，口唇と口腔内全体にうすく塗布する
(注意事項)
・保湿剤と口腔内の分泌物などが混じり合った細菌が多い唾液を誤嚥して，肺炎や窒息を引き起こす危険性があるため，保湿剤はうすく塗布する

5) データ分析方法

口腔状況の評価項目(①口腔内乾燥，②舌苔，③口臭)について 0～3 点で点数化し，それぞれの項目別の得点と総得点をグラフ化し，口腔状況の経過を評価した。VS，喀痰についてもフローシートの記載から経過を評価した。

[倫理的配慮]

今回のように身体的ケアを実施する場合，対象者の安全確保が特に重要です。

対象者となり得る条件を決めておきましょう。今回は，①仰臥位でヘッドアップ 30°が可能，②頸部前屈可能，③開口可能，④声かけに対して反応のある方，の 4 つとします。また，患者がどのような状態になったら研究を中止するのか，事前に教員と相談し，条件を決めておきます。

アドバイス

技術が不安なときは，思い切って教員に相談しましょう。学生から「ケーススタディのために技術練習をしているので指導してほしい」と言われれば，教員は喜んで協力してくれるはずです。実際にケアを実施するとき，手順のメモを見ながら実施しているようでは，患者が危険な状況になっても気づくことはできません。自分の未熟な技術が患者の安全を脅かしたり，事故をまねくことのないように十分練習して臨んでください。

c 結果

結果は，フローシートを用いて収集したデータの中から，変化のある項目を中心に抜粋する形で記述します。このとき，データに対する自分の解釈や判断を加えず，客観的に記述するように注意しましょう。

アドバイス

収集したデータを表にまとめ，数値化したものはグラフを作成します。グラフには，円グラフ，棒グラフ，折れ線グラフ，帯グラフ，レーダーチャートなどがあります。いくつかの種類を作成し，結果が最もはっきり表れているもの，変化や推移をとらえやすいものを使用しましょう。

書き方の実例

結果

1）口腔状況（図 3-a）

①口腔内乾燥：介入開始から終了まで，日々異なり，2〜1 点の間で推移した。

②舌苔：介入 1 日目 3 点，2 日目以降 2 点となり，5 日目以降は 1 点，10 日目に 0 点となった。

③口臭：介入 1 日目から 2 点が続き，5 日目以降は 1 点であった。

④総得点：介入 1 日目 6 点から，5 日目には 3 点となり，10 日目に 2 点となった。

2）体温と咳嗽・喀痰について（表 3-c）

①体温：介入 1 日目は 36.7℃で，3 日目に 37.2℃まで上昇したが，5 日目には 36.7℃に戻り，10 日目には 36.5℃となった。

②咳嗽と喀痰：介入 1・2・3・6・8・9 日目に湿性咳嗽あり。1・2・3・6・8 日目に少量〜多量，緑黄色〜黄色の痰が吸引された。

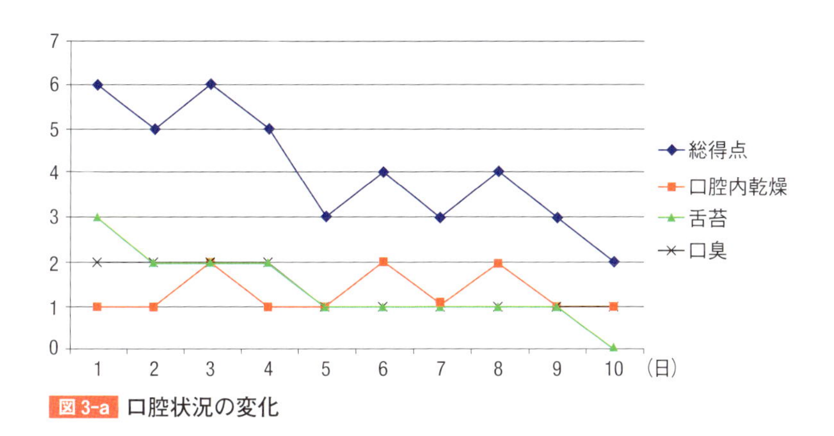

図 3-a 口腔状況の変化

表 3-c 体温と咳嗽・喀痰の状態

介入日数		1	2	3	4	5	6	7	8	9	10
体温(℃)		36.7	37.0	37.2	37.1	36.7	36.8	36.6	37.0	36.0	36.5
湿性咳嗽		＋	＋	＋	−	−	＋	−	＋	＋	−
吸引回数		2	1	1	0	0	1	0	1	1	0
喀痰	量	＋＋＋	＋＋	＋＋	＋	−	＋	−	＋＋＋	＋	−
	色	緑黄	黄	黄	透明		黄		黄	透明	
	性状	膿性	膿性	膿性	粘液性		膿性		膿性	粘液性	
	粘稠度	＋＋＋	＋＋＋	＋＋＋	＋＋		＋＋＋		＋＋＋	＋＋	

d 考察

結果として記述した経過をもとに，研究目的に沿って考えます。自分が明らかにしたかったケア方法とその効果の関係だけでなく，対象者の身体的状況が結果に影響している可能性もあります。これまでに発表されている研究結果とも比較しながら，事例についてていねいに分析することで，他の事例にも適用できる類似性や規則性を発見できるかもしれません。

考察

- 舌苔と口臭の関係について，ともに得点が低下し舌苔は 0 点となったが，口臭は 0 点にならなかったこと。
- 舌苔と口臭，総得点が低下したのに対し，口腔内乾燥に変化がなかったこと。

以上の結果から，口腔内乾燥が改善しなかった原因には，対象者が口呼吸をしていたことがあり，口腔内乾燥が改善しなかったことで，舌苔が消失しても口臭が残ったと考えられる。口腔内乾燥が強い場合，口腔ケアに保湿剤を使用するだけでなく，唾液腺マッサージなどのケアを加える必要がある。

- 体温は一時的に37.2℃となったが，介入後半は36℃台で経過したこと。
- 介入開始4日目までは毎日吸引が必要であったが，後半は吸引を必要としない日があること。

以上の結果から，体温と喀痰には関係があり，保湿剤を用いた口腔ケアを1日2回継続的に実施することで，喀痰を減少させる効果があることが考えられる。

アドバイス

結果は観察・測定された客観的な事実で，考察は結果についての解釈・分析です。これは，看護記録の経過記録（SOAP）の「O」と「A」の関係と同じです。学生のうちに「客観的な事実」と「解釈・分析」を区分けして記述できるようにしておきましょう。

e まとめ

最後に，研究目的で明らかにしたかったことの答えとして，結果と考察を要約して記述します。

まとめ

経管栄養中の患者に保湿剤を使用した口腔ケアを実施することで，舌苔，口臭は改善したが，口腔内乾燥は改善しなかった。対象者の口呼吸が原因と考えられ，口腔状態の改善には対象者に合わせた唾液腺マッサージなども追加し，口腔内の湿潤が保てるよう工夫が必要である。

文献

・青山洋子，澤田あきこ，高野文恵，他：非経口摂取患者の乾燥した喀痰及び剝離上皮を除去する口腔ケア．第44回日本看護学会論文集看護総合，pp36-39，2014．
・伊勢野幸江，小笠原フミ江，松永寛子：口腔状態に応じた口腔ケア方法の統一による患者の口腔内環境への効果．第43回日本看護学会論文集老年看護，pp15-18，2013．
・村松真澄：口腔ケアプロトコールで活用する口腔ケアの基本技術．看護技術58（1）：17-20，2012．
・茂野香おる，有田清子，守本智子，他：口腔ケア．任 和子（編）：（系統看護学講座専門分野Ⅰ）基礎看護学③基礎看護技術Ⅱ第16版，pp185-192，医学書院，2013．
・若松美智代，小島重美，渡部しのぶ，他：意識障害のある経管栄養施行患者の口腔内清潔保持——統一した口腔ケアを実施して．第42回日本看護学会論文集成人看護Ⅰ，pp178-181，2012．

アドバイス

まとめは研究目的で明らかにしたかったことの答えになっていますか？　記述した後に研究目的とつなげて読んで，ズレていないかを確認しましょう。

文献

・秋庭由佳：思考過程としての看護過程．古橋洋子(編)：はじめて学ぶ看護過程，pp36-62，医学書院，2017.
・秋庭由佳：症状からの具体的アセスメント 10 咳嗽・喀痰．古橋洋子(監修)：すぐに役立つ実践スタンダードケアプラン，pp44-47，学研メディカル秀潤社，2013.
・古橋洋子(編)：基本がわかる看護研究ビギナーズ NOTE．学研メディカル秀潤社，2011.
・日本看護協会(編)：看護記録および診療報酬の取り扱いに関する指針，p31，日本看護協会出版会，2005.
・坂下玲子，小野博史：ケースレポート・事例研究の進め方．坂下玲子，他：(系統看護学講座別巻)看護研究，pp306-328，医学書院，2017.

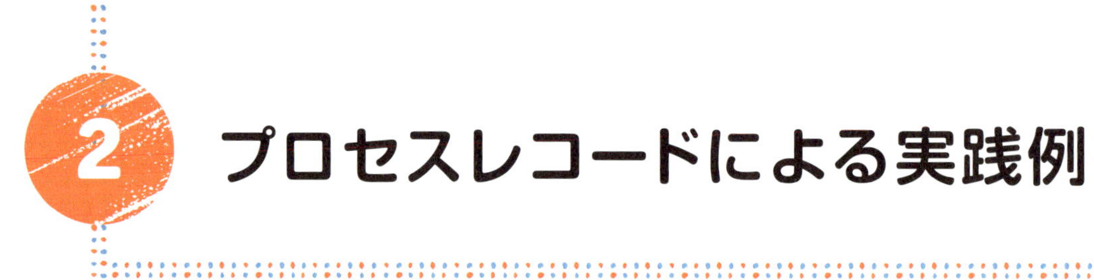

2 プロセスレコードによる実践例

1. プロセスレコードとは

プロセスレコードとは，患者と看護者の相互作用の過程(プロセス)を記録したものを言います。一般には，ある場面における患者の言動(反応)，看護者の言動(反応)，これらに対する看護者の考えや考察などが区別して記載されます。

プロセスレコードの活用について，阪本(1987)は，「自分自身が相手(患者・家族)とのかかわりにおいて自分自身をふりかえり，真に相手の身になってかかわることができるかどうかを自己練磨するのに役立つ。そのことは，ひいては相手の行動変容をひきおこし，相手を尊重しながら看護の力を発揮できることにつながる」と述べています。ケーススタディにプロセスレコードを用いると効果的なのは，たとえば次のような場合です。

- 患者とかかわったある場面が気になり，自己を振り返るため
- 経過の中での患者の変化の原因を探るため
- もっと別のかかわりがあったのではないか，など，患者にとってよりよい看護を提供するため

いずれも，看護を提供する自分自身のかかわりのあり方を探究することが大きな目的です。患者とのかかわりを考察することは，対人関係における自己のかかわりの傾向を洞察することにもつながります。

2. プロセスレコードによるケーススタディのまとめ方

まず，実習記録(事前課題，患者基礎情報，アセスメント，看護計画，経過記録，日々の記録，作成したパンフレットなど)を取り出して，見返してみましょう。これらの中で，患者とのかかわりで患者の反応が気になった場面や患者の行動が変化した場面，自分がうまく対応できなかったけれども原因や対策を考えたい場面などを取り上げ，その場面を想起しながら順を追って記述していきます。

ケーススタディにまとめる際には，まず，「はじめに」として，その場面を取り上げるに至った動機と，そのことで何を明らかにしたいかの目的を含めて記載します。続いて，その場面展開を理解するために必要な患者の背景について，最小限の情報を整理し，①事例紹介として記述します。続いて，②特に考察したい場面，着目する場面

のプロセスレコードを抜き出して記述します。プロセスレコードは経過を追ってみていくことが重要となるため，時間の経過に沿って，場面を区切っていくとよいでしょう。

③考察では，プロセスレコードの各場面で起こった結果について，なぜそのような結果となったのか，原因を考え記述します。また，どのようにすればよりよい患者の反応が得られるか，よりよい患者-看護者間の関係構築ができるか，よりよい看護の提供となり得るかを推察していきます。さらに，自分の考えを文献と比較し，その妥当性や，よりよくあるためにはどのようであればよいかについても記述するとよいでしょう。

3. まとめ方・整理の仕方の実際

ここでは，リハビリテーションに取り組む高齢(患)者とのかかわりをテーマとしたケーススタディを例に解説します。

リハビリテーション(以下，リハビリ)には積極的に取り組むが，レクリエーションを拒否する高齢者へのかかわりを振り返り，その人らしくあるための援助について考えることがこのケーススタディの目的です。「はじめに」では，自分らしくあるための重要性を一般論として述べたうえで，患者が筋力低下に対してリハビリには積極的に取り組んでいるが，他の活動に意欲的でなかったことについて，患者とのかかわりから患者の思いと行動変容に至る過程を振り返っています。

書き方の実例

はじめに

高齢者を理解するためには，疾患の理解と併せて，加齢に伴う変化を理解し，時代的背景と個人史によって培われた価値観を受容すること，「その人なり」「その人らしさ」を大切にする(東京都健康長寿医療センター，2010)ことが重要である。

今回受け持った患者は筋力低下があり，リハビリ以外にも活動を促進する必要があった。そのため，ユニット内で行われるレクリエーションへの参加を促したが，周りの患者と一緒にして欲しくないと拒否されていた。そこで，促し方を変えてみたところ行動変容がみられた。このかかわりを振り返り考察する。

事例紹介

- A 氏，70 歳代，男性

- **診断名**：甲状腺機能低下症
- **受け持ち時の状態**：要介護5。リハビリ目的で老人保健施設に入所していた。週に4回行われるリハビリは意欲的に取り組んでいたが，持久力や筋力の低下が見られていた。リハビリを実施しながら，自宅に戻ることが目標だった。施設には認知症の方が多く，「話が合わない」「一緒に行動したくない」などの発言がA氏から頻回に聞かれ，リハビリや食事以外は居室で過ごすことが多かった。また，A氏はこれまで「他人に頼らず，自分のことは自分で決めて生きてきた」との発言が聞かれていた。

a 取り上げるプロセスレコードの場面

1日20〜30分のリハビリでは，筋力・持久力を向上するための活動が十分ではないと考え，A氏にホールで行っているレクリエーションについて話題にした際に，次のような反応があった（プロセスレコード 1）。

プロセスレコード 1 レクリエーションの話題に触れたときのA氏の様子

患者の言動	学生が考えたこと	学生の言動
		①「レクリエーションがあるみたいですね。今日は何をするんですかね」
②顔をしかめて「馬鹿らしい，周りと全然レベルが違う」と少し強い口調で言う。	③少し怒っているようだ。なんていえばいいんだろう。	④「そうですよね。Aさんはまだまだ動けますしね」
⑤「プライドあるからさ，周りと一緒にして欲しくない」「私はしっかりしてて動けるから」と，話しているうち，眉間のしわはなくなる。	⑥無理に嫌なことを促すのもよくないし，どういう声かけがいいんだろう。	⑦「そうですよね」
⑧「ま，それはそうと……」と違う話題になる。	⑨Aさんなりに考えがあるから，あまり言われたくないのかな。話題が変わっちゃった。どうすればリハビリ以外で離床を促せるかな。	

プロセスレコード 1 に記述されたA氏の様子から学生が考えたことは，A氏はリハビリには意欲的に取り組んでいるのに，なぜレクリエーションなどに参加することを拒否するのか，ということでした。それは，A氏の言動にあるように，周囲の認知症の

方々と自分は違うというプライド，一緒にして欲しくないという思いにあります。学生は，A氏の気持ちを尊重しつつも，なんとか離床をうながしたいと考えていました。また，A氏自身も，自宅に戻るためにリハビリには意欲的に取り組んでいました。そこで，離床して何らかの活動をすることがリハビリにつながることをA氏に理解してもらうことが必要だと考え，後日，学生は新たなアプローチを行いました。そのときの様子を記録したものがプロセスレコード 2となります。

プロセスレコード 2 活動がリハビリにつながることを説明したときのA氏の様子

患者の言動	学生が考えたこと	学生の言動
		①ユニット内の散歩が終わって部屋に戻る。
②ベッドに横になり，「もう少しでリハビリも週に2回になるから頑張らないと」と笑顔が見られる。	③リハビリにはやはり意欲を示している。離床もリハビリにつながるんだけど…そのことを伝えてみよう。	④「回数が減るんですね。リハビリだけだと，せっかくついた筋力がまた低下してしまいますし，リハビリの代わりに周りの人とではなく，私と2人で何かできることを一緒に考えましょう。起き上がるだけでもリハビリにつながりますよ」
⑤「そうだなあ，筋力を使って2人でできるやつか…」と少し考え，「絵葉書とかどうでしょう。座っているだけで，筋力を使うし，手のリハビリにもなるんじゃない」話しながら笑顔が見られる。	⑥よかった。Aさん自身が考えた内容だからやれそう。嫌な様子も見られない。	⑦「いいですね。では，ホールに行って広い場所でやりましょう」

プロセスレコード 2に示されている学生の言動(④)には，③で学生が考えている「離床がリハビリにつながること」だけではなく，次に示す3つのことが含まれています。まず1つは，リハビリ回数が減ることで，せっかくついた筋力低下が起こるという活動をうながす根拠，次に，周りの人とではなく学生と一緒の活動であること，第3にはそれをA氏と一緒に考えていこう，と提案したことです。

b 考察

学生は，ケーススタディの中で「施設では自宅のような自由な生活ができなくても，A氏が自分なりの考えや思いを持っていること，人に頼らず自分で決めてきた境遇があったからこそ，他者が考えるのではなく，A氏本人が自己決定したことが重要だった」と考察しました。そして，その考えを支持するべく，水谷(2011)の文献を引用し，「多くの高齢者は，自分の生活を自分なりにこだわって決めていくことを強く切望している」と記述しています。このように，自分の考えが妥当なのかどうかを，文献を用い，文献とやり取りしながら考察を重ねていきます。

考察

A 氏とコミュニケーションをとる中で，ユニット内の他の患者と一緒に行動することに対して「周りと俺は違う」「周りにあわせたくない」などの発言が多々聞かれていた。リハビリだけでは筋力や持久力を向上するには活動が不足するため，レクリエーションへの活動を促したが，プロセスレコード 1の反応が返ってきて，活動を促進することが困難だった。離床するだけでもリハビリにつながることを説明したところ，プロセスレコード 2のようなA 氏の考えを引き出すことができた。水谷(2011)は「多くの高齢者は，自分の生活を自分なりにこだわって決めていくことを強く切望している」と述べている。A 氏のように施設に入り，自宅にいたときのような自由な生活ができなくても，自分なりの考えや思いは常に持っている。A 氏の場合，これまで自分のことは全部自分で決めてやってきたという境遇があった。A 氏が自分で活動を考えることで，活動への意欲を引き出すことができたと考える。

文献

・水谷信子，他(編)：最新老年看護学 改訂版．p41，日本看護協会出版会，2011.
・東京都健康長寿医療センター看護部：写真でわかる高齢者ケア　高齢者の心と体を理解し，生活の営みを支える．pp8-9，インターメディカ，2010.

このケーススタディでは，A 氏とのかかわりにおいてうまくいかなかった場面とうまくいった場面，双方を振り返っています。プロセスレコードはこのように，具体・個別のかかわりの状況から，何が言えるのかを振り返り，論じていきます。

4. まとめ方・整理の仕方の実際・2

プロセスレコードは，経過を追って患者の変化をとらえるのに適しています。ここからは，前述の例よりも長い期間で患者とかかわった事例を取り上げてみましょう。

認知症高齢者とのコミュニケーションをテーマとしたケーススタディを例に，解説します。

入院患者の多くは高齢者であり，中でも認知症高齢者にとって，入院でおこる治療や看護ケアの必要性の理解が困難であるために，療養生活を支える看護者にとっても疲弊や消耗を伴うことがあります。本事例において，学生が実習で受け持った認知症高齢者は，その日の状態で話しかけても応答がない，「う～」とうなる，食事を食べないなどの拒否反応が見られていましたが，学生とかかわるうちに拒否なくコミュニケーションを図ることができるようになりました。なぜそのような変化が生まれたのか，患者へのかかわりから振り返りを行いました。変化の経過がわかるように，朝の挨拶の場面と昼食の場面について，日を追って，プロセスレコードとして記述しました。

書き方の実例

- B氏，70歳代，女性
- **診断名**：パーキンソン病，アルツハイマー型認知症
- **受け持ち時の状態**：手指や足関節に拘縮があり，寝たきりの状態であった。食事の際，食べ物の溜め込みやむせこみが見られた。話しかけても応答がないことが多かった。

a 取り上げるプロセスレコードの場面

朝の挨拶と昼食場面のかかわりを，実習初日から経過を追ってプロセスレコードに記述した（プロセスレコード 3）。

プロセスレコード 3 患者の反応の変化

経過	患者の言動	学生が考えたこと	学生の言動
1日目 挨拶時			①「おはようございます。今日から2週間お世話になります，○○大学2年生の○○です。よろしくお願いします」
	②無表情。声をかけてもそっぽを向いている。	③コミュニケーションが取れない。どうすれば取れるんだろう。	
1日目 食事時			①「お昼ご飯ですよ。食べましょう」
	②無表情。声をかけてもそっぽを向いている。	③食べてくれないな……。	
2日目 挨拶時			①「おはようございます。○○です。今日も1日よろしくお願いします」と患者の視界に入り，患者の目線に合わせて話しかける。
	②「…う～」と私の目を見る。	③そっぽを向かないで，私の目を見てくれてる。	
2日目 食事時			①患者の目線に合わせ，「お昼ご飯です。今日は魚ですよ」
	②「…う～」と食事を眺める。一口のみ食べる。	③興味を示してくれたのかな。	
3日目 挨拶時			①「おはようございます。○○です。今日も1日よろしくお願いします」と患者の視界に入り，患者の目線に合わせて話しかける。
	②「おはよう」	③挨拶を返してくれた。	④「今日は寒いですね。雪が降っているんですよ」と言い，カーテンを開け，患者のベッドの上体をアップし，患者にも窓の外が見えるようにした。
	⑤「ほんとだ」と外を眺める。	⑥反応してくれてる。いろいろ話しかけてみよう。	
3日目 食事時			①「お昼ご飯ですよ。今日はパンですよ。おかずは～」と献立を実際に患者の視界に入れ，1つひとつ匂いを嗅いでもらった。
	②「パン好き，甘いの好き」と話す。食事は半分以上摂取する。	③甘いの好きなんだ。今日は半分以上食べてくれた。	

プロセスレコードは，なぜその場面を選んだのかを含め，その状況における患者と自分の言語・非言語コミュニケーションを具体的に記述していく記録方法のため，**プロセスレコード 3** は本来の書き方ではありません。しかし，一定の場面を切り抜いて，学生と患者とのかかわりを記述している点では，これもプロセスレコードを用いた記述方法の１つと考えてよいでしょう。

１日目(初日)，患者は無表情で，話しかけても視線が合いませんでした。そのため，翌日からは援助の際には患者の視界に入り目線を合わせて，これから何をするのか，身振り手振りで話しかけていきました。２日目は患者から「う～」といった反応があり，視線が合ったり，食事の際には食事に目を向けたりするなど，学生の働きかけに対して視線での反応が認められました。この反応について学生は，「患者の視界に入ることや目線の高さに着目し，相手にメッセージを伝えることと相手の反応をしっかりキャッチすることに取り組んでいたこと」を考察しました。

３日目以降は，これから行う動作を逐一説明するように実況中継をしながら援助を行っています。そうすると，これまで「う～」としか，声に出さなかったＢ氏から「おはよう」や「ほんとだ」などの会話が聞くことができたことが記述されています。また，昼食場面では「パン好き，甘いの好き」などのＢ氏の感情表現も表出されていたことがわかります。

b 考察

学生は，援助した当初は知識として認識していませんでしたが，ユマニチュード*の「オートフィードバックの技法(実施しているケア内容を，ケアを受ける人へのメッセージと考え，実況中継しながらポジティブな言葉を添える)」に似た働きかけをしたがゆえにコミュニケーションが豊かになったと考察しました。そして，「もっと早くこの技法に気づいていれば，患者の考えていることを引き出す働きもさらに可能ではなかったか」と振り返っています。

患者のこのような劇的な変化はそうあることではありません。かかわりの１つひとつをていねいに振り返ることで，なぜそのような変化が起こったのか，自分のかかわりはどうだったのかに気づくことができます。

ケーススタディをまとめることを通して，このような具体個別の状況を，文献(＝先行研究や確立された理論)と照らし合わせ，普遍的な理論へと結びつけることが可能となります。また，自分の行動や患者の反応を抽象化することによって，次の新たな場面にも利用できる概念となり得ます。

---

*ユマニチュードは，イヴ・ジネストとロゼット・マレスコッティによって作りだされた知覚・感情・言葉による包括的コミュニケーションに基づいたケアの技法である。

考察

「う～」とうなる，食事を食べないなどの拒否反応が見られる認知症患者に対して，患者の視界に入り，近づき，目を見て話をしたことにより，拒否反応や抵抗がなくなりコミュニケーションを図ることができた。また食事の際，食事を視界に入るように持っていき，食べ物のにおいをかいでもらい，「昼食を準備しました」「今日は○○です」「次はこれを食べてみましょう」「美味しいですか」などと実況中継を行ったことで，徐々に問いかけにも反応が見られたと考える。ユマニチュードの技法の 1 つに「オートフィードバック」という技法がある。それは実施しているケア内容を，ケアを受ける人へのメッセージと考え，実況中継しながら言葉を添えるものであり，今回の援助はオートフィードバックに似たかかわりであったと考える。この技法がわかっていたら，もっと早くから患者の考えていることを引き出す働きかけが可能となったと考える。

文献

・本田美和子，イヴ・ジネスト，ロゼット・マレスコッティ：ユマニチュード入門．pp57-63，医学書院，2014.

文献

・見藤隆子，小玉香津子，菱沼典子(総編集)：看護学事典．p600，日本看護協会出版会，2003.
・阪本恵子(編著)：看護実践に活かすプロセスレコード――良いかかわりができるための具体展開(演習付)と事例集．p4，廣川書店，1987.

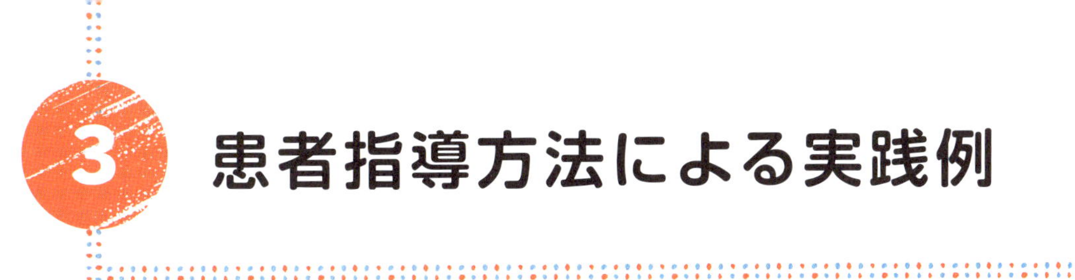

3 患者指導方法による実践例

1. 患者指導方法とは

患者指導方法とは，看護師が実践する援助の方法です。患者が自分の健康を維持・増進するという目標を持って，日常生活行動や治療にかかわる行動が取れるように看護師が手助けをする，その方法を指します。

患者が自分の健康状態を把握し，良好な状態が継続できるように療養生活を送るためには，自分が罹患している病気のメカニズムや治療内容にかかわる知識を理解したり，自分自身で治療を継続するための療養法にかかわる技術（血圧測定や血糖測定，薬の服用）を身につけたりして療養生活を送る必要があります。

これらの実現には，看護師はただ情報を伝えて患者に覚えてもらうのではなく，理解できるように説明したり相談を受けたり，時には患者の考え方や行動を支持しながら，患者指導を継続させてかかわっていきます。

患者が自分の健康上の問題点に対して必要性を感じ，情報提供や指導を自発的に求めてくる場合でも，新しい技術や習慣を身につけることは容易ではなく，多くの支援を必要とすることがあります。ましてや，患者自身が必要性を感じない場合は，どんなに支援を手厚く行っても，患者自身の行動が変わることのない場合もあります。また，患者指導を実施するタイミングも，その効果を左右する要因になります。

2. 患者指導方法の振り返り方

患者指導方法を用いてケーススタディをまとめる場合，アセスメント・看護診断・計画立案・実施・評価，といった看護過程のすべてのプロセスを振り返ります。そのうち，アセスメントでは患者指導実施前の患者の特徴もとらえていきます。

ケーススタディで患者の特徴をまとめる場合は，アセスメントの内容を元にします。その際には，教育の分野で用いられる「学習レディネス（readiness）」という考え方を活用するとまとめやすくなります。

学習レディネスとは，「学習者が教育を受けるための心身の準備が整っている状態」です。たとえば，**表 3-3** に示すような内容をまとめるとよいでしょう。

表 3-3 学習レディネスを活用したアセスメントの例

1. 心身の発達状態
   - 感覚器(視覚，聴覚，嗅覚，触覚など)の機能の程度
   - 運動機能の程度
   - 認知機能(判断力・注意力・記銘力など)の程度
2. 学習に対する態度(姿勢)
3. 社会的資源(家族・ボランティア・専門家など)の利用
4. 過去の学習経験

杉森みど里，舟島なをみ：看護教育学 第6版．pp212-214，医学書院，2016．を参考に作成

3. 患者指導方法によるケーススタディのまとめ方

実施した看護を振り返って看護の成果を示し，成果を左右する要因や今後の課題などを明らかにするようにまとめます。まとめる内容は，ケーススタディとして取り組む①テーマ，②事例の紹介(患者の全体像と患者の目標，看護の経過)，③考察です。それぞれのまとめ方は次のとおりです。

a テーマ

患者指導方法で援助した看護を振り返り，まずはテーマを絞ります。テーマは「患者へ○○の指導を行った結果，患者は望ましい行動を取るようになったのか，指導した内容に沿って行動が変容したのか」を踏まえたうえで，本書Ⅰ，Ⅱ章で解説した内容も参考にしながら決定し，記述します。

b 事例の紹介

決定したテーマを踏まえて，「患者の全体像(患者の抱える健康問題)」「患者の目標」「看護の経過」の項目ごとの整理を，次のように行います。

[患者の全体像(患者の抱える健康問題)]

- 患者氏名は「Aさん」などとし，個人名は書きません。続いて年齢と性別を記述します。年齢と性別を示すことで一般的な発達段階を踏まえた患者像をイメージすることができます。さらに，**表 3-3** に示した心身の発達状態，学習に対する態度，社会的資源の利用などの情報をまとめますが，アセスメントのうち，テーマと関連のある重要なデータのみを記述します。
- 病名と症状(検査データを含む)，治療方針と治療内容を示しながら，経過がわかるように記述します。ここで，患者の病気にかかわるデータをすべて書く必要はありません。テーマに関連する内容に絞ってまとめます。看護診断を導き出したアセスメントを参考にして記述しますが，ここに，看護過程の「アセスメント」や「看護

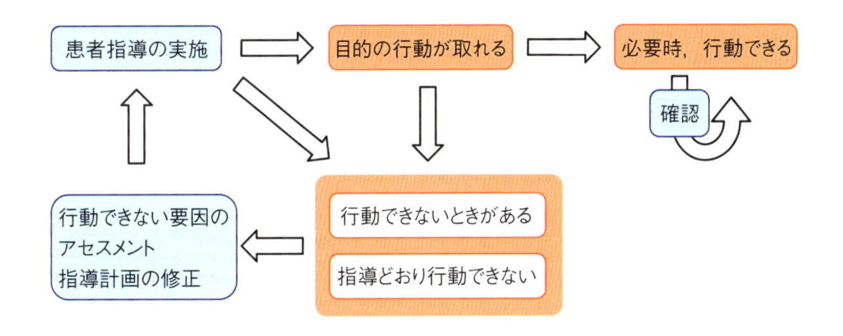

図 3-2 患者指導のプロセス(概念図)

診断」の内容をすべて記述する必要はありません。

[患者の目標]

テーマを踏まえて，指導を受けた患者が「どんなことを身につけようとしていたのか」がわかるようにまとめます。ここをまとめるときは，看護過程の「期待される結果(患者目標)」を参考にしますが，「期待される結果(患者目標)」をそのまま記述することは行いません。

[看護の経過]

テーマに関連のある内容に絞って，受け持ち開始から受け持ち終了までの間に行った指導と，その指導に対応する患者の反応をまとめます。

患者指導は**図 3-2** に示すとおり，指導を実施し，その結果目的とする行動が取れるようになったか否かを判断し，行動が取れない場合はその要因をアセスメントし，援助計画を修正，実践，評価するというプロセスを繰り返します。

このような看護の経過は表に整理するとわかりやすくまとめられます。援助計画の観察項目の中から表にまとめる項目を決めると，患者指導の結果として，患者はどんな行動が取れるようになったのか，一目でわかるように表にすることができます。

整理する項目が決まったら，看護記録から情報を抜き出し記述していきます。患者の反応については，実習記録には記述していないけれど，記録をまとめる過程で自分が直接見たり聞いたりした情報や，メモに記述しておいた内容などを盛り込んで記述するのもよいでしょう。

4. まとめ方・整理の仕方の実際

ここでは，胃がんによって胃全摘術を受けた患者に対して，ダンピング症候群の発生を低減させながら，必要な栄養が摂取できる食事の方法を身につけられるように指導した学生の事例を用いて，まとめ方の実際をみてみましょう。

a テーマの設定

実習記録を見直して，自ら「早食いはダメだよね」といいながらも，時間をかけて食事することが少なかった患者が，下痢を契機に食事の摂り方を見直し，変化していった事例を取り上げることにしました。この事例を通して，「患者指導の援助を振り返り今後の課題を明らかにする」というテーマを設定します。

b 事例の紹介

[患者紹介]

患者紹介では，テーマを意識し，関連のあるデータを選んで記述します。今回のケーススタディのテーマである「わかっていても行動に移せない」ということは，患者の性格や健康に対する考え方が影響していると考えられるので，その内容を含めて記述します。具体的には次のようにまとめられます。

書き方の実例

- C氏，67歳，男性

性格：負けず嫌いかな。（本人）

一度決めたらやり抜く。強がりで家族にも愚痴ひとつ言わない。（妻）

健康観：今まで病気になると，食べないと治らないと言ってたくさん食べていた。（妻）

[病状や援助内容，術後の経緯]

術後に実施した援助内容を踏まえて，術後の経過が良好で，ダンピング症候群の発生を低減させながら，必要な栄養が摂取できる食事の摂り方の指導を中心に援助することになった経緯を記述します。

術式：胃全摘術（ルーワイ法）

手術後に発生するリスクとして，無気肺や肺炎，出血によりショック，手術後のイレウス，縫合不全，ドレナージの感染を考え，援助計画を立案した。

手術後，喀痰の量は少なく，自己排痰は創部痛を訴えながらも実施していた。

バイタルサインズも安定しており呼吸音も副雑音の聴取はなく，無気肺も肺炎も発生しなかった。

バイタルサインズは安定し一定の尿量が毎日観察され，ドレーンから血性の排液はなく，出血によるショックは発生しなかった。

腸蠕動音が手術当日の夜間に確認され，術後 1 日目に予定どおり水分摂取が開始された。嚥下にも問題はなく手術後 3 日目に 3 分粥から食事が開始されることとなった。そこで，食事が開始される前日に，ダンピング症候群の発生を低減しながら必要な栄養が摂取できる方法を指導する計画を立案した。

[患者の目標]

食事の摂り方について，C さんが身につけることは何か。援助計画を立案したときのアセスメントを踏まえて記述します。

患者の目標：ダンピング症候群の発生を低減させながら，必要な栄養が摂取できる食事の方法が身につけられるように次の指導を行った。

1. よくかんで，ゆっくり食事する。咀嚼回数は 30 回以上を目安としてもらう。
2. 口の中の食物を飲み込んでから次の食事を口に運ぶ。具体的には，一口食べたら箸を置くようにする。
3. 消化のよい食材・調理方法の食物を選んで食べる。
4. 食欲がないときは，副菜を中心に食べる。特にタンパク質は毎食意識して食べる。
5. 食後は半坐位で 30 分ほど安静にする。

[看護の経過]

看護の経過を，**表 3-d** にまとめた。

表 3-d 看護の経過

時期		食事内容	食事摂取の状況	ダンピング症状の有無と程度	指導内容と患者の反応	その他
手術直後		絶食			・創痛を訴えていたが，鎮痛薬は使用しなかった。	
手術後	1日	水分	・一口ずつゆっくり飲んでいた	・飲水後に噯気はない。飲水後の腹痛・嘔気はない。	・噛むように一口ずつゆっくり飲むように伝えた。 ・「水がお腹にしみるよ。お腹がびっくりしないようにゆっくり飲むよ」と言っていた。	バルーンカテーテルを抜去 歩行開始
	2日	水分	・一口ずつゆっくり飲んでいた	・飲水後に噯気はない。飲水後の腹痛・嘔気はない。	・計画した食事指導を実施した。 ・指導内容を聞いた後，「頑張るよ，いよいよ食事が摂れるね。明日が楽しみだ」と言っていた。	
	3日	3分粥	・全量摂取 ・30回以上の咀嚼をするように，数えながら摂取していた。 ・食物を口に運ぶスピードが早い。	・食後に噯気はない。食後に膨満感は訴えていたが，腹痛・嘔気はない。	・6回食が開始された。 ・食物を口に運ぶスピードが早いので，スプーンを置いてゆっくり食べてもらうようにすすめると，数回実行するもののすぐに続けて食べてしまう。	硬膜外チューブを抜去
	4日	5分粥	・全量摂取 ・30回以上の咀嚼をするように，数えながら摂取していた。 ・食物を口に運ぶスピードが早い。	・食後に噯気が数回あった。食後に膨満感は訴えていたが，腹痛・嘔気はない。 ・食後に動悸を訴えた。	・食物を口に運ぶスピードが早いので，スプーンを置いてゆっくり食べてもらうようにすすめると，数回実行するもののすぐに続けて食べてしまう。食後の噯気の出現に対して「早く食べ過ぎたかな？」と言われたので，再度ゆっくり食べる理由を説明した。 ・「ドキドキするのは食べ過ぎかな？」と言っていた。	食後の動悸は安静で消失した。

（つづく）

（表 3-d つづき）

時期		食事内容	食事摂取の状況	ダンピング症状の有無と程度	指導内容と患者の反応	その他
手術後	5日	全粥	・全量摂取 ・30回以上の咀嚼をするように，数えながら摂取していた。 ・食物を口に運ぶスピードが早い。	・食後に噯気が数回あった。食後に膨満感は訴えていたが，腹痛・嘔気はない。	・昨日と同様に食事のペースが早く，ゆっくり食べてもらうように伝えてもペースは遅くならなかった。「ゆっくり食べると腹がいっぱいになって量が食べられない。食べないと体力がもたないよ」と言っていた。	妻からの情報「今まで病気をすると食べて治していたから量を食べたいのよね」
	6日	軟食	・全量摂取 ・30回以上の咀嚼をするように，数えながら摂取していた。 ・食物を口に運ぶスピードが早い。	・食後の噯気はない。食後に嘔気はないが，膨満感と左側腹部痛を訴えていた。	・「今日はゲップが出ない。動悸もないよ。食べるスピードに体が慣れたのかな」 ・「毎日便は出てるけど，今日は左脇腹が張って痛むんだ」と言っていた。	
	7日	常食	・副菜は全量摂取した。主食は2/3摂取した。 ・30回以上の咀嚼をするように，数えながら摂取していた。 ・一口ずつ箸を置いてゆっくり食べていた。	・食後の噯気はない。食後に嘔気も腹痛もない。 ・昼食後，下痢が1回。	・「今朝から下痢になってね。食べてもすぐ出ちゃいそうだ。落ち着いて食べられない。普通の御飯になったし，少しゆっくり食べてみるかな」と言い，ため息をつきながら指導したとおりに食べていた。	栄養指導（栄養士）
	8日	常食	・全量摂取 ・30回以上の咀嚼をするように，数えながら摂取していた。 ・一口ずつ箸を置いてゆっくり食べていた。	・食後の噯気はない。食後に嘔気と腹痛もない。 ・下痢は止まり，腹部膨満感もない。	・「下痢が止まってほっとした。帰ったら言われたことを守るよ。また下痢したら大変だからね」と言っていた。	退院

看護の経過は，手術後の食事の変化と，経過を踏まえてどんな指導を実施したのか，そのときの患者の反応はどうだったのか，ダンピング症候群は出現したのか，必要な栄養は摂取できたのかなどが一目でわかるようにまとめると，自分が実施した看護の

課題も見えやすくなります。課題を明らかにすることが考察の要になります。

表 3-d は手術直後から退院までの患者の食事指導の経過をまとめた表です。表にまとめる項目は援助計画の観察項目から「食事内容」,「食事摂取の状況」,「ダンピング症状の有無と程度」,「指導内容と患者の反応」, という項目を拾い上げ,「その他」も加えます。これらの項目に該当する情報を, 実習記録から抜き出して記述します。

表を作成したら, じっくり眺めてみましょう。特に患者の行動が変化した出来事についてはよく確認してみます。気になる情報はメモに抜き書きし, なぜそのようなことが起きたのかといった原因・誘因に関することや, このような状況を踏まえて患者指導を実施していたのか, その成果はどう判断できるか, について考えてみます。

たとえば**表 3-d** の内容のうち, 患者の言動に着目して,

- 食事が開始されたら, 早食いはしないほうがよいことを知っていたのに, 早食いをしていた
- 「食べないと体力が持たない」と患者は言っていた。家族は「今まで病気をすると食べて治していたから量を食べたいのよね」と言っていた
- 下痢が発生したと同時に「ゆっくり食べるよ」と言い, 実際ゆっくり食べた

といった内容をメモにします。このように整理していくと,「患者がもともと持っていた健康観が早食いとなる原因かもしれない」と思いつきます。さらに, 自分の行った援助を確認してみると, 患者指導の援助方法を修正せず,「ゆっくり食べる方法のみ伝えている」ことに気づきます。

この気づきが考察のポイントになります。考察は, 事実が示している結果と先行研究の成果を比較したり, 理論を踏まえて考察したりしますので, 結果につながる情報はできるだけくわしくまとめるとよいでしょう。

文献

・阿曽洋子, 他：基礎看護技術 第 7 版. pp414-429, 医学書院, 2011.
・佐藤正美：Ⅱ消化器・腹部疾患患者の看護　胃の手術を受ける患者の看護. 北島政樹, 他(編)：(系統看護学講座 別巻)臨床外科看護各論 第 9 版, pp336-343, 医学書院, 2017.
・杉森みど里, 舟島なをみ：看護教育学 第 4 版. pp210-212, 医学書院, 2004.

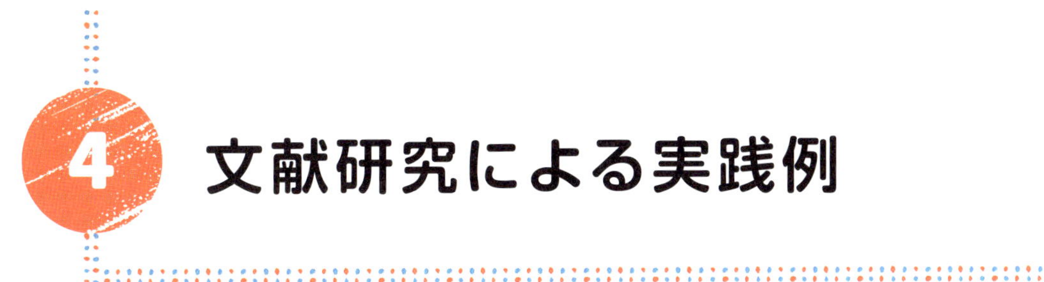

4 文献研究による実践例

1. 文献研究とは

文献研究は，ある分野の先行研究から，これまでにわかっていること(知見)や，今後明らかにするべきこと(課題)を見つけ出すことを目的として行われます。どのような研究をする場合にも，自分の研究に必要な文献を読んだり，まとめたりする作業は不可欠です。研究の「はじめに」では，自分の研究テーマに関連した文献を紹介しながら研究の必要性を読み手にわかるよう示しますが，それはあくまで論文の一部分です。

ここで取り上げる文献研究または文献レビューとは，ある研究テーマに沿って先行文献をまとめることが1つのケーススタディになるものです。

初心者が理解しやすく，取り組みやすい文献研究は，過去から現在までの時系列，もしくは文献の内容から文献を分類しまとめる方法です。そうすることで，いつごろからそのテーマの研究が行われてきたのか，どのようなことがわかってきたのか，まだわかっていないことは何か，を知ることができます。

2. 文献研究によるケーススタディのまとめ方

文献研究によるケーススタディでは，①調べたいテーマ，②文献収集の方法(検索のプロセス)，③文献の分析とその結果(どのような分類でまとめたのか)，④考察の形でまとめます。

a 調べたいテーマ

自分が調べたいテーマがどのようなものか，なぜそのテーマに関する文献を探してみたいと考えたのかを「はじめに」「研究目的」として冒頭で述べます。

b 文献収集の方法

[文献検索]

文献研究の最初のステップは，文献を探すことです。専門雑誌から手作業で文献を探すハンドサーチという方法もありますが，世の中にあるたくさんの先行文献から，自分に必要な文献を，もれなく見つけ出すことは不可能です。文献を探す際には，文献検索データベースを活用しましょう(**表 3-4**)。文献検索データベースにはそれぞれ

表 3-4 主な国内文献検索データベース

名称	提供元	収録文献	個人契約
医中誌 Web	特定非営利活動法人 医学中央雑誌刊行会	国内の医学・薬学・看護学等約7500誌 文献数1600万件以上(2023年12月時点)	2200円/月 (8時間)
最新看護索引 Web	公益社団法人 日本看護協会図書館	国内の看護関連934誌 文献数28万件以上(2023年12月時点)	日本看護協会員は無料
CiNii(サイニィ) Research*	大学共同利用機関法人 情報システム研究機構 国立情報学研究所	国内の学会誌・協会誌・研究紀要 文献数1億8000万件以上(2023年12月時点)	無料
J-STAGE	独立行政法人 科学技術振興機構	国内の医学，薬学，工学，自然科学，等 3000誌以上のジャーナルや会議録などの刊行物を公開	無料
メディカルオンライン	株式会社メテオ	国内の医学関連学会・出版社発行の雑誌をはじめ，医薬品，医療機器，医療関連サービスの情報を提供	1100円/月 アブストラクト閲覧は110円/件
J Dream Ⅲ	株式会社ジー・サーチ	国内外の医学，薬学，ほか科学技術全分野の文献	不可
Google Scholar	Google	国内外の学術専門誌，論文，書籍，など，学術分野の資料	無料

＊CiNii Articles は2022年4月18日に CiNii Research に統合

特徴がありますので，いくつかの検索システムを実際に使ってみることをおすすめします。看護系大学や看護専門学校の図書館にあるパソコンには**表 3-4** に挙げたようなデータベースが複数入っていますし，インターネット環境があれば個人での契約が可能なものもあります。

アドバイス

キーワードによる文献の絞り込みのコツ

文献を検索する際は，前述のようなデータベースにアクセスし，調べたい研究テーマのキーワード(単語)をいくつか決めて入れ込んでいきます。最初から多くのキーワードを入れ込んでしまうと，そのすべてが当てはまる文献は見つからないか，見つかってもごくわずかです。キーワードは最初から絞りすぎず，関連しそうな用語も使って幅広く検索するところからはじめましょう。

文献研究を用いたケーススタディでは，この文献検索のプロセスを「方法」として示す必要があります。何のデータベースを使用して，何をキーワードとして，どのような絞り込みをした結果，何件の文献が見つかったのか，最終的に行った検索の記録をしっかり残しておきましょう。それぞれの文献を読み込み，まとめていく作業には，多くの時間がかかるものです。文献研究に必要な文献数はテーマにもよりますが，特に初心者の場合は，文献数は10件程度，多くても20件以内とするほうがよいでしょう。

[文献の入手]

続いて文献を入手しましょう。文献によっては，データベースから直接PDFファイルで入手することができるものもあります(一部有料)。また，その文献が掲載されている雑誌名や発行年月がわかれば，図書館で探すこともできます。近くの図書館まで探しに行く場合は，事前に図書館のホームページにアクセスし，蔵書検索で探したい雑誌があるかどうかを確かめてから行きましょう。看護系の雑誌を置いている図書館がない，または文献を探しに行く時間がない場合は，それぞれのデータベースや図書館のホームページから複写(コピー)を申し込む方法もあります。

c 文献の分析とその結果

[文献の読み込み]

必要な文献が入手できたら，次に文献を読み込みます。読み込むということは，小説や雑誌のような読み方ではなく，その文献を何度も，じっくりと，理解できるまで読むことです。書いてあることを鵜呑みにするのではなく，常に疑問を持ちながら読むことです。それぞれの文献を読み込んでいくと，自分の取り上げたいテーマとは合わないものが出てくるかもしれません。文献研究に使えるかどうか，判断する作業も同時に行います。

多くの文献を読み込む作業をしていると，それぞれの文献が，自分のテーマと近かったのか，遠かったのか，何が書いてあったのか，わからなくなってしまいますので，それぞれの文献には通し番号を付け，自分が大事だと思った部分には下線を引いたり，読み取った内容をメモして貼り付けたり，ノートにまとめながら読み込みます。

共通したテーマの文献を読んでいると，その中でよく出てくる研究者の名前や，いつも引用されている文献に気付くかもしれません。自分が行った文献検索の結果には出てこなかったとしても，頻繁に挙がっている研究者の書いた論文や多く引用されている文献は一度読んでみることをおすすめします。検索で集めた文献が木の枝や葉だとすれば，その文献は幹や根であり，このテーマで研究を行うために重要な文献(基本文献)である可能性が高いのです。

[文献一覧の作成]

文献の読み込みが済んだら，すべての文献を一覧表にしてまとめます。行(横)と列(縦)から構成される表は，一般的にマトリックス方式と呼ばれます。一覧表の作成では，文献を読み込んでまとめたノートが役に立つでしょう。すべては一覧表に入れられませんので，ポイントを絞って要約していきます。

一覧表に入れる文献は，年代の古い順に上から並べていきます。データベースの検索結果では年代の新しい順番に並んでいますが，一覧にまとめる際には過去～現在の流れ(時系列)で並べたほうが，テーマに関する研究がどのように発展してきたかを捉えやすくなります。

一覧表の項目には研究論文の構成として一般的な項目(著者，掲載雑誌の発行年，研究テーマ，研究目的，研究方法，結果など)に加え，文献研究としての研究目的に合わせて，必要な項目を入れます。表を横(行)方向に見ていくと，文献の要約となり，表を縦(列)方向に見ることで，文献同士の比較がしやすくなります。

一覧表を作成していくうちに，研究デザインや対象者の特徴，結果など，文献の共通点によって，いくつかのグループに分けられる可能性も出てきます。しかし，早い段階で分けてしまうと全体が見えなくなってしまいますので，自分の行う文献研究の目的をよく考えて，ふさわしい分類なのかを考えて行いましょう。

アドバイス

文献研究の倫理的配慮

文献研究の対象は文献ですので，対象者のいる研究方法のように倫理的問題が生じることは多くありません。しかし，先行文献の一部を「引用」する場合には注意が必要です。引用しているのに文献リストに示さない，文章を変えすぎて内容や意味が変わってしまう，引用であることを明確にせず，まるで自分の意見であるように示す，などは，意図的ではない場合でも倫理的に許されない行為に当たります。それぞれの先行文献は，大変な時間と労力をかけて作り上げた研究者と看護界の財産であることを理解し，1人の研究者として倫理を守って文献研究を行いましょう。

3. まとめ方・整理の仕方の実際

文献を読み込むことによって，たくさんの情報が得られます。しかし，いざまとめる段階になると，何を書けばよいのかわからなくなったり，的が絞り切れずに混乱したりすることがあるかもしれません。まとめる際には，自分が何を明らかにしたくて文献研究を行ったのかという「研究目的」を常に意識して書き進めましょう。また，まとめた内容が，読んだ文献の紹介だけにならないためにも「考察」は重要です。先行研究で何がどこまでわかっているのか，まだ明らかになっていないことや，さらに検討が必要だと思われたことについて，自分の意見を示しましょう。

文献研究を用いてケーススタディをまとめた実例を紹介します。

書き方の実例

心筋梗塞患者の復職に向けた心理的問題に関する文献研究

I．はじめに

心筋梗塞患者は，食事や活動をはじめとする生活習慣の改善が必要であり，特に職業を持つ患者にとっては，生活管理と仕事をどのように両立できるかが1つの課題となる。成人看護学実習では，50歳代の男性心筋梗塞患者を受け持った。患者は積極的に心臓リハビリテーションに取り組んでおり，このまま問題なく退院できるように見えたが，退院が近づくと「こんな状態で仕事に戻れるのか」「ちゃんとやっていける自信がない」と不安を口にし，落ち込んだ様子でいることが多くなった。患者の気持ちの変化に戸惑い，受け持ち学生としてどのようにかかわったらよいのか悩んだまま実習期間は終わってしまった。

今回の実習を通して，職業を持つ患者には復職までを考えたかかわりの重要性に気づくと同時に，復職を目指す心筋梗塞患者の心理についてより深く理解したいと考え，文献研究に取り組んだ。

Ⅱ．研究目的

国内の先行文献から，復職に関連した心筋梗塞患者の心理について明らかにする。

Ⅲ．用語の定義

復職とは，「職業を持っていた者が，心筋梗塞の発症によって一時休職し，退院後に以前の職場に戻って活動を再開すること」とする。

Ⅳ．研究方法

1．研究デザイン

文献研究

2．文献収集方法

文献検索は医学中央雑誌Web版(1983～2018年)を使用し，2018年6月上旬に行った。キーワードは，「虚血性心疾患」または「心筋梗塞」，「復職」または「社会復帰」，「患者心理」とした。その結果，39件が抽出された。さらに，会議録を除く「看護」分類の文献に絞り込みを行い21件となったが，解説5件，尺度開発1件，レビュー文献1件，対象者に糖尿病や腎不全など，心筋梗塞以外の疾患を含むもの2件，筆頭研究者が看護者ではないもの1件，を除き，最終的に11件の文献を分析対象とした。

3．文献分析方法

分析対象とした11件の文献を繰り返し読み，1文献ごとに研究者，発表年，研究テーマ，研究目的，研究方法，結果について一覧表にまとめ，研究内容により分類した。

4．倫理的配慮

対象文献から抽出・引用する際には，著者の意図や意味が損なわれないよう努め，自分の考えとは明確に区別できるよう配慮した。

V．結果

分析対象とした11文献の発表年は2002年からであり，年間0～2件の論文が発表されていた。研究内容からは，身体機能の回復と心理状態に関する研究2件，退院後のセルフケア・自己管理・対処行動に関する研究5件，発症から退院後の体験・思いに関する研究4件に分類できた(**表3-e**)。以下，質的記述的研究の引用では【】カテゴリー，≪≫サブカテゴリー，〔 〕コードを示す。

1．身体機能の回復と心理状態

POMS(Profile of Mood States)を用いて心臓リハビリテーション中の患者の心理変化を明らかにした加藤らの報告[1)]によれば，リハビリ開始2日と比較して，7日目には気分状態が全体的に回復していた。また，冠動脈バイパス術患者の術前から術後のうつ状態(CES-D：the Center for Epidemiologic Studies Depression Scale)と身体機能回復の関連をみた海老澤らの報告[2)]によれば，術後6か月の時点でうつ状態が高い患者はすべての身体機能が低く，うつ群は非うつ群に比べて身体機能が有意に低い結果であった。

2．退院後のセルフケア・自己管理・対処行動

冠動脈インターベンションを受けた患者237名を対象とした川上らの報告[3)]によれば，男性，就労患者，配偶者がいる患者は自己管理行動ができていない状況にある。また，自己管理行動に最も影響する要因は「家族のサポートがあると感じること」であった。家族に関連した要素としては，生活習慣改善に働きかける要因としての【家族の存在】[4)]，復職に関する困難への対応として【家族，上司・同僚，主治医からの気遣い】[5)]や【有難い家族，上司・同僚，産業医の気遣いを受けて仕事継続】[6)]などがあった。その一方で，患者は【家族，上司・同僚の重荷にならない努力】[6)]をしていた。

また，西田[7)]によれば，虚血性心疾患患者の気がかりは「心臓病患者としての生活に慣れること」であり，自分なりの生活を獲得する「慣らしのプロセス」には【慣らしのはじまり】【慣らしの準備】【慣らしの積み重ね】【慣らしの評価】の4段階があった。【慣らしの積み重ね】の段階では，今まで所属していた社会の一員として受け入れてもらえ

るのか，今まで通りの役割を果たせるのかという患者の気がかりが挙げられていた。

3．発症～退院後の体験・思い

男性心筋梗塞患者の見通しについて明らかにした大畑らの報告[8]では，【体験した症状と病名の相違】【病気を通じての過去の自分の生活行動の振り返り】【病気の自己との向き合い】【身体を基準とする生活行動変容の設定】に加え，再発への不安や，仕事の再開で自己管理を続けていけるか，いつまで仕事が続けられ，夫や父親としての役割を果たせるか，という状況から【今後の自分の状況の見通しのわからなさ】が抽出されている。また，迫田らの研究[9]では，苦難を乗り越える体験の中に【継続したい仕事】があった。このカテゴリーには，≪心機能を心配しながら続ける仕事≫≪仕事はバリバリしたい≫≪長年の仕事で生活のリズムが身体にしみついた≫≪管理者だから責任がある≫の 4 つのサブカテゴリーが含まれていた。また，青木らの研究[10]では，日常生活における思いの要素に復職や社会復帰に関連するものはなかった。

槙ら[11]が明らかにした，冠動脈バイパス術（CABG）患者の復職後の体験からは，〔痛みでまともに仕事に復帰できそうにない〕と≪身体症状によって気持ちがネガティブになる≫ことから【不安定な精神状態】となっており，≪復職前のように仕事ができない気持ち≫≪仕事に必要な体力が落ちている≫ことで【復職後の仕事への影響】を感じながらも，≪以前の仕事が出来る≫≪普通の生活が出来る≫ことによって，患者は【回復を実感】できていた。

Ⅵ．考察

1．研究の動向

分析対象となった文献は 2002 年以降のものであり，比較的新しいものばかりであった。現在では復職も普通のことになってきたが，特に経皮的冠動脈形成術が一般的になるまでは，退院できたとしても復職しないケースが多く，看護研究としても少なかったと考えられる。また，分析対象となった 11 件中，量的研究は 3 件のみで，8 件は質的研究であった。2000 年代に入ってからは質的研究の急増[12]を反映して，心筋梗塞患者の体験や思いをテーマとした研究が増えたと考えられる。

2．患者の復職に向けた問題と看護援助

身体機能回復と心理状態について明らかにした文献からは，できる限り早く行動拡大することで，自己コントロール感を再獲得できるように援助すること[2]や，心臓リハビリテーションを積極的に進めることで気分状態がよくなること[1]が示されていた。最近では，運動療法を中心とした包括的リハビリテーションが定着していることからも[13]，早期から行動拡大を進めていくことで，患者の心理面にもよい影響を与えることができると考えられる。

表 3-e 本研究対象文献の概要

1. 身体機能の回復と心理状態

著者・発表年	研究テーマ	研究目的	研究対象
加藤千恵ら (2002)	急性心筋梗塞発症後の心臓リハビリテーション中の心理変化―POMS を使用して―	AMI 発症後のリハビリテーションによる心理・精神的変化を明らかにする	心臓リハビリテーションの適応があった患者 7 名
海老澤睦ら (2006)	A-C バイパス術を受ける患者のうつ状態と日常生活の身体機能状態の関連	CABG 手術を受ける患者における日常生活の身体機能状態とうつ状態を明らかにする	CABG 手術患者 108 名

2. 退院後のセルフケア・自己管理・対処行動

著者・発表年		研究目的	研究対象
西田みゆき (2003)	虚血性心疾患患者の退院前後の生活における気がかりとセルフケア	虚血性心疾患患者の退院前後の生活における気がかりとセルフケアについての考えと経験を記述し構造化をすることで，患者自身のセルフケアを高める支援について探索する	非観血的治療(PCI)を受けた患者 15 名
川上千普美ら (2006)	冠動脈インターベンションを受けた虚血性心疾患患者の自己管理行動に影響する要因―家族関係および心理的側面に焦点を当てて―	冠動脈インターベンションを受けた虚血性心疾患患者の自己管理行動に影響する要因を明らかにする	冠動脈インターベンションを受けた患者 237 名
中井佳恵ら (2008)	急性心筋梗塞患者の生活習慣の改善に関する要因	退院後 AMI 患者の生活改善の要因を明らかにする	初回心筋梗塞で冠動脈形成術を受けた男性患者 7 名
平良由香利ら (2010)	心筋梗塞を発症した成人の復職に伴う困難と対応　第 1 報	心筋梗塞を発症した成人の復職に伴う困難とその困難にどのように対応したのかを明らかにする	復職している外来通院中の男性患者 7 名
平良由香利ら (2012)	心筋梗塞を発症した成人の復職に伴う困難と対応　第 2 報	心筋梗塞を発症した成人の復職に伴う困難とその困難にどのように対応したのかを明らかにする	復職している外来通院中の男性患者 7 名

3. 発症～退院後の体験・思い

著者・発表年		研究目的	研究対象
迫田智子ら (2012)	男性心筋梗塞患者の苦難を乗り越える体験	男性心筋梗塞患者が病気を発症後，苦難を乗り越えるにはどのような体験をしているかを明らかにする	PCI 治療後 6 か月以上経過し，職業生活を営んでいる心不全のない男性 5 名
大畑恵利子ら (2014)	心筋梗塞を発症した壮年期男性患者の「見通し」の意味	心筋梗塞を発症した壮年期の男性患者の語りから，患者の見通しの意味を明らかにする	退院方向(退院前)の 50 歳代男性患者 2 名
青木美菜ら (2017)	経皮的冠動脈インターベンションを受けた狭心症患者の日常生活における思い	初めて PCI を受けた狭心症患者の日常生活における思いを明らかにする	PCI 治療後，退院 1 か月の男性狭心症患者 5 名
槙　一美ら (2017)	冠動脈バイパス術後の中年期男性の体験―復職後に焦点を当てて―	CABG を施行した中年期男性の復職後の体験を明らかにする	CABG 後外来通院をしながら復職している 40～65 歳の男性患者 5 名

研究方法	結果
POMS の気分調査 安静解除 2 日目・7 日目	7 日目では，T-A(緊張・不安)，T-H(怒り・敵意)，D(抑うつ・落ち込み)，F(疲労)，C(当惑・思考力低下)の得点は低下し，V(活気)の得点は上昇した。
「Biobehavioral Study のための質問紙」調査 術前・術後 6 週目・術後 6 か月目	術後 6 か月ではうつ状態にあるとすべての機能状態が低い。 非うつ群に比べ，うつ群でのほうが有意に機能状態が低い。

研究方法	結果
半構成的面接 グラウンデッド・セオリー・アプローチ	患者の気がかりは「心臓病患者としての生活に慣れること」。 『慣らしのプロセス』は【暮らしのはじまり】【暮らしの準備】【暮らしの積み重ね】【暮らしの評価】の 4 段階からなる。
自記式質問紙調査	男性・就労患者・配偶者がいる患者，再狭窄・高脂血症・喫煙歴のある患者では自己管理行動得点が低い。 自己管理行動に最も影響を与える要因は「家族のサポートがあると感じること」である。
半構成的面接 KJ 法	生活習慣の改善要因：【家族の存在】【病気に対する危機感】，阻害要因：【単身赴任】【自分に都合の良い解釈】
半構造化面接 質的帰納的分析	復職前の困難：【心臓が仕事に耐えうるか心配】【家庭，仕事における役割が縮小することへの危惧】【生活習慣の改善に伴う困難】。 復職前の対応：【復職に向けて心負荷を軽減する工夫】【自ら復職にまつわる事柄を調整】【家族，上司・同僚，主治医からの気遣い】【役割を果たすために復職】。
半構造化面接 質的帰納的分析	復職後の困難：【発症前と異なる自分の在り様に対する惑い】【家族，上司・同僚の負担になる懸念】【身体を守るために伴う困難】【再発・再狭窄のリスクが高まる事への危惧】。 復職後の対応：【職場で役割を果たすための工夫】【仕事を継続するための自分なりの工夫】【有難い家族，上司・同僚，産業医の気遣いを受けて仕事継続】。

研究方法	結果
半構成的面接 質的記述的分析	苦難を乗り越える体験：【自分がなるまで知らない病気】【命に直結する病気】【治療を受けての安心感】【運命と受け入れる病気】【心臓に負担をかけない生活】【心配する経済面】【大切にする助かった命】【周囲に感謝しながら生きる】【楽しみを見つけての生活】【継続したい仕事】。
非構成的面接 質的記述的分析	見通し：【体験した症状と病名の相違】【病気を通じての過去の自分の生活行動の振り返り】【病気の自己との向き合い】【身体を基準とする生活行動変容の設定】【今後の自分の見通しのわからなさ】。
半構成的面接 KJ 法	日常生活における思い：【病気の自分を自覚：発作体験や治療を経験し他人事ではないという思い】【自己管理行動の積極性：再発予防のための生活習慣改善への意識】【自己管理行動への消極性：制限されない人生を送りたいという思い】【自己管理行動への葛藤：生活習慣改善への相反する二つの思い】【心理的意味づけ：病気を抱えているからこそ感じる家族への感謝や思いやり】【身体的意味づけ：治療のおかげで正常に戻った日常生活】【現実的折り合い：自覚症状に合わせた生活調整】。
半構成的面接 質的記述的分析	復職後の体験：【体調の自己管理】【身体症状を自覚】【不安定な精神状態】【医師に相談】【周囲の協力や気遣いを得る】【復職後の仕事への影響】【過去から原因を探ろうとする】【回復を実感】。

退院後のセルフケア・自己管理・対処行動に焦点を当てた文献からは，心筋梗塞患者が生活改善に取り組むうえでの困難や対処が明らかにされていた。男性や就労患者で自己管理行動がとれていない結果について，川上ら[3)]は「望ましい生活習慣を実践することよりも仕事を優先させてしまうなどの社会的役割との両立の困難性が自己管理行動を難しくする要因になっている」と考察している。さらに，平良ら[6)]は「復職後は対象者が考える役割を果たし続けることで困難を生じていたが，役割を果たし続けようとする対象者の思いが困難に対応させ，仕事の継続を可能としていた」と述べている。心筋梗塞患者に対する復職指導では，患者が「自分の役割」をどのように自覚し，何を行おうとしているかも把握することが重要であり，患者が実際に復職を果たした後も継続的なサポートが必要になると考える。

心筋梗塞患者の自己管理行動を促し，生活改善に良い影響を与える要素として「家族のサポート」があった[3–5)]。しかし，平良らの研究結果[6)]では，患者が周囲のサポートや気遣いに感謝する一方で，≪家族に迷惑をかける懸念≫から【自分の中の負担感】を感じ，【家族，上司・同僚の重荷にならない努力】をしていることも明らかになっている。家族のサポートを得るには，家族関係のアセスメントも重要であり，誰にどこまでの支援を求められるか，患者の心理的負担も含めた検討が必要になる。さらに，近年では核家族化が進み，老々介護や独居の患者も増加してくることが予測されるため，「家族のサポート」を前提とした援助は困難になる可能性もある。今後，家族のサポートを得られにくい患者に対する支援についても検討していく必要があると考える。

また，心筋梗塞患者の見通しに着目した大畑ら[8)]は【今後の自分の見通しのわからなさ】を抽出している。心筋梗塞は，生命が脅かされる疾患であり，どこまで身体が回復し，自分の生活がどう変化するかという予測がつきにくい「不確かな状態」にあるといえる。心筋梗塞患者の不確かさに関する研究では，回復過程の時期によって患者が認知する不確かさには違いがあること[14)]や，不確かさが高い者ほど能動的な対処行動（アドヒアランス行動）が低くなる特徴にあること[15)]が明らかにされている。継続的な自己管理が必要な心筋梗塞患者にとって，不確かさをなくすことは難しいと思われる。しかし，川田ら[16)]が「不確かさを排除することを目標とするのではなく，不確かさを受け入れ，患者と家族が適応に向けて生活していけるよう支援していくことが重要である」と述べているように，患者が今どのような不確かさを感じているのかを理解し，適切な情報提供を行うことによって，患者なりの対処が見つけられるような援助が可能になると考えられる。

Ⅶ．結論

復職に関連した心筋梗塞患者の心理に関する文献を検討した結果，以下のことが明らかとなった。

1) 身体機能回復は患者の心理面によい影響を与えることから，早期の行動拡大と心臓リハビリテーションを順調に進めていくことが重要になる。

2) 復職指導では，患者が自分の役割をどのように自覚し，何を行おうとしているかを把握することと，退院後に直面した困難への対処について共に考えることが必要である。

3) 心筋梗塞患者の自己管理行動に家族のサポートは不可欠であり，誰にどこまでの支援を求められるか，患者の心理的負担も含めたアセスメントが重要となる。また，家族のサポートを得られにくい患者に対する支援についても検討していく必要がある。

4) 心筋梗塞患者は身体の回復や今後の生活について見通しが立たない状態にあり，不確かさを感じている。患者が今どのような不確かさを感じているのかを理解し，適切な情報提供を行うことで，患者なりの対処を支援できる可能性がある。

文献

1) 加藤千恵，水野悦子，磯野真紀，他：急性心筋梗塞発症後の心臓リハビリテーション中の心理変化――POMS を使用して．日本看護学会論文集　成人看護Ⅰ33：45-47，2002.
2) 海老澤睦，眞嶋朋子，寺町優子，他：A-C バイパス術を受ける患者のうつ状態と日常生活の身体機能状態の関連．日本循環器看護学会誌 2(1)：34-40，2006.
3) 川上千普美，松岡緑，樗木晶子，他：冠動脈インターベンションを受けた虚血性心疾患患者の自己管理行動に影響する要因――家族関係および心理的側面に焦点を当てて．日本看護研究学会雑誌 29(4)：33-40，2006.
4) 中井佳恵，上杉明子，梶井万記子，他：急性心筋梗塞患者の生活習慣の改善に関する要因．日本看護学会論文集　成人看護Ⅰ39：42-45，2008.
5) 平良由香利，中村美鈴，内海香子，他：心筋梗塞を発症した成人の復職に伴う困難と対応　第 1 報．自治医科大学看護学ジャーナル 8：51-60，2010.
6) 平良由香利，中村美鈴：心筋梗塞を発症した成人の復職に伴う困難と対応　第 2 報．日本クリティカルケア看護学会誌 8(1)：40-51，2012.
7) 西田みゆき：虚血性心疾患患者の退院前後の生活における気がかりとセルフケア．聖路加看護学会誌 7(1)：17-23，2003.
8) 大畑恵利子，八木千乃：心筋梗塞を発症した壮年期患者の「見通し」の意味．日本看護学会論文集　成人看護Ⅰ44：149-152，2014.
9) 迫田智子，今大地さとみ，角田敬子：男性心筋梗塞患者の苦難を乗り越える体験．日本看護学会論文集　看護総合 42：112-115，2012.
10) 青木美菜，末友佐恵子，波多野朱里，他：経皮的冠動脈インターベンションを受けた狭心症患者の日常生活における思い．日本看護学会論文集　慢性看護 47：87-90，2017.
11) 槇一美，鈴木千絵子，掛橋千賀子：冠動脈バイパス術後の中年期男性の体験――復職後に焦点を当てて．ヒューマンケア研究学会誌 9(1)：21-29，2017.
12) グレッグ美鈴，麻原きよみ，横山美江：よくわかる質的研究のすすめ方・まとめ方　看護研究のエキスパートをめざして　第 2 版．p25，医歯薬出版，2016.
13) 日本循環器学会：循環器病の診断と治療に関するガイドライン(2011 年度合同研究班報告)心血管疾患におけるリハビリテーションに関するガイドライン(2012 年改訂版)，2012. http://www.j-circ.or.jp/guideline/pdf/JCS2012_nohara_h.pdf(2018 年 8 月 9 日アクセス).
14) 武田真弓，旗持知恵子，松下由美子：冠動脈インターベンションを受けた心筋梗塞患者の回復過程における「不確かさ」フォローアップ心臓カテーテル検査期間に焦点をあてて．日本慢性看護学会誌 4(2)：33-40，2010.
15) 山西緑：運動療法に取り組む心筋梗塞患者における不確かさの認知とアドヒアランス行動の関連について．日本看護科学会誌 22(2)：1-10，2002.

16）川田智美，藤本桂子，小和田美由紀，他：患者および家族の不確かさに関する研究内容の分析．北関東医学会誌 62：175-184，2012.

文献

・Judith Garrard／安部陽子(訳)：看護研究のための文献レビュー——マトリックス方式．医学書院，2012.
・大木秀一：看護研究・看護実践の質を高める 文献レビューのきほん．医歯薬出版，2013.
・大木秀一，他：研究方法論としての文献レビュー——英米の書籍による検討．石川看護雑誌 10：7-18，2013.
・赤居正美：総説・文献レビューの書き方．国際医療福祉大学学会誌 21(2)：7-12，2016.
・佐藤淑子，他(編著)：(JNN スペシャル 95)看護師のための Web 検索・文献検討入門．医学書院，2013.

索引 INDEX

索引 INDEX